养好肺

补正气，抗病毒

杨力 ———— 编

中国中医科学院教授、博士生导师
中央电视台《百家讲坛》特邀专家

精华
升级版

YANG
HAO
FEI

中国纺织出版社有限公司

图书在版编目（CIP）数据

养好肺：补正气，抗病毒 / 杨力编 . -- 北京：中国纺织出版社有限公司，2023.4（2024.1重印）

ISBN 978-7-5180-0201-6

Ⅰ . ①养… Ⅱ . ①杨… Ⅲ . ①补肺－养生（中医） Ⅳ . ①R256.1

中国国家版本馆 CIP 数据核字（2023）第 046925 号

主　编　杨　力

编委会　杨　力　石艳芳　张　伟　石　沛　赵永利　王艳清
　　　　　乔会根　苏　莹　杨　丹　余　梅　熊　珊　李　迪

责任编辑：樊雅莉　　责任校对：王蕙莹　　责任印制：王艳丽

中国纺织出版社有限公司出版发行

地址：北京市朝阳区百子湾东里 A407 号楼　邮政编码：100124

销售电话：010—67004422　传真：010—87155801

http://www.c-textilep.com

中国纺织出版社天猫旗舰店

官方微博 http://weibo.com/2119887771

天津千鹤文化传播有限公司印刷　各地新华书店经销

2023 年 4 月第 1 版　　2024 年 1 月第 2 次印刷

开本：710×1000　1/16　印张：12

字数：186 千字　定价：49.80 元

序

养肺的重大意义

人活一口气，气足则生命力强，气衰则百病生，气绝则身亡，足见气与生死攸关，所以养生必养肺。

中医经典巨著《黄帝内经》认为，心是君主之官，肺是辅相。心主血，肺主气，心肺关系着气血的盛衰及五脏的功能，所以决定着生命的强弱及寿夭，足见养肺的重大意义。尤其肺气的强弱决定着正气的盛衰，因此，中医认为"正气存内，邪不可干"，肺气是正气的主要力量，所以抗疫必先养肺。

新冠感染，就是以侵害人的肺气为主，所以大部分人导致咳嗽、乏力，重者甚至引起呼吸衰竭、心衰，因此本书特别增加了一部分关于肺在防治新冠疫病中的重要作用，就是要帮助广大读者学会如何养肺抗疫。

那么，怎样才能增强肺的功能，防病又防疫，长寿又强身呢？那就请好好阅读此书，该书中备有全方位的养肺方案，它将一一给我们完美的回答，将为我们广大读者带来健康的福音。

最后，祝全国 14 亿同胞健康长寿100 岁！

2023 年 2 月于北京

每天 3 分钟

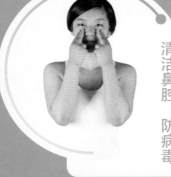

按摩鼻翼
清洁鼻腔，防病毒

动作要领	两手的食指、中指并拢，分别放在鼻子两侧搓擦。
时间/次数	每次按摩 1~3 分钟。
功效	中医认为"鼻为肺之窍"，按摩鼻可阻挡病毒通过鼻腔进入肺部。

摩喉
利咽喉，止咳喘

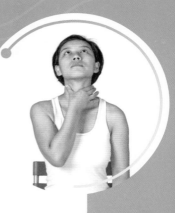

动作要领	上身端直，坐立均可，仰头，颈部伸直，用手沿咽喉部向下按摩，直到胸部。
时间/次数	双手交替按摩 1~3 分钟。
功效	清利咽喉，止咳化痰。

双手拍肺
畅通气血，呼吸顺畅

动作要领	端坐闭目，向胸中吸气的同时用双手手掌从胸部两侧由上至下轻拍；呼气时从下向上轻拍。
时间/次数	持续拍打 3 分钟。
功效	改善胸部肌肉，促进肺部血液循环。

让肺变强健

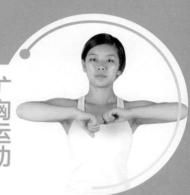

动作要领	两臂屈肘置于胸前，与地面平行，手心向下。两臂用力向两侧摆臂，使胸部充分扩开。扩胸时吸气，屈臂时呼气。
时间/次数	每次扩胸 15~20 下。
功　效	锻炼呼吸系统，增加肺容量。

扩胸运动
增加肺活量，生命有活力

捶胸
宣通肺气，少咳喘

动作要领	双拳轮番击打对侧胸部。
时间/次数	双拳轮番击打胸部各 5 次。
功　效	补肺气，畅通呼吸。

动作要领	端坐，腰背自然直立，放松，两手握空拳，捶脊背中央及两侧。
时间/次数	各捶 30 次。
功　效	畅胸中之气，通脊背经脉，同时有健肺养肺的功效。

捶背
鼓舞肺气，促进睡眠

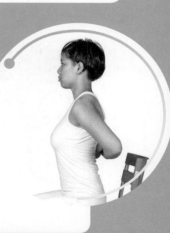

目录

绪论 正气存内，邪不可干
——我在抗击新冠病毒中的新启示

第一章 肺强，免疫力就强，
病毒绕道走

第二章 肺为娇脏，不伤肺，生病少、抗衰老

第三章 肺主呼吸，肺养好，呼吸畅，不感冒，咳喘少

第四章 肺主皮毛，肺养好，气色好、皮肤好

第五章 肺喜湿暖畏燥寒，秋冬护肺，来年打虎

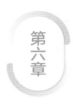

第六章 忧愁伤肺人易老，好心情提高免疫力

第七章 养肺驻颜吃法，吃出好肺好心情

第八章 运动功法健身操，养肺有妙招

第九章 人体自带养肺抗毒妙药，不花一分钱，让肺变年轻

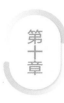

第十章 为家庭成员量身定制养肺"套餐"

第十一章 除肺病保平安：常见肺病对症调理

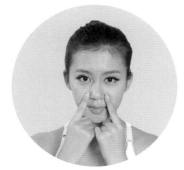

杨力直播间
新冠病毒感染转阴后，肺受伤
如何调养？　188

面对新冠病毒的肆虐，身在北京的我，通过全国各地的学生利用通信、远程会诊等诊疗形式，诊治新冠病毒感染患者100多例，积累了可贵的治疗经验。现将主要经验分享出来，供读者朋友学习参考！

新的传变规律

新冠病毒没有走《温病条辩》卫气营血的路，也没有循《伤寒论》六经传变的规，而是有自己的道路，即脏腑传变规律。该病早期邪入脾肺，引起咳嗽、腹泻；中重期肺心同病，所以应心肺同治，以防心衰脱证。

新的舌象启示

舌象是疾病发展变化的一面镜子。这个病早期大部分患者都是白腻苔，所以都给他们开藿香正气、甘露消毒丹一类药方，因为白腻苔提示寒湿重，证实这个病是冬瘟湿疫，证属寒湿，而非湿热。但是因体质不同，有的患者舌质偏红，苔薄甚至薄黄，就给他们用荆防败毒散加减，说明少数人属湿热。后来随着天气转暖，湿气减退，舌苔转红的患者也多了起来，所以药方也随之而变。

绪论

正气存内，邪不可干

——我在抗击新冠病毒中的新启示

尤其在关键时刻，舌象更起着决定意义，例如：高热、舌红，喘咳痰鸣，那肯定是麻杏石甘汤证，但这个病是阴性病毒，绝大多数发热不是太高，舌也不红，主症是胸闷气短，上气不接下气，那就得用人参葶苈子合瓜蒌厚朴半夏桂枝汤、涤痰汤加减。

新的治疗绝招

新冠病毒所致疾病从起病脾肺同病，到中重期的心肺同病，都和宗气密切相关，因为宗气是由肺吸进来的清气及脾胃水谷之气所组成，有的患者在中重期表现为腹胀、恶心、全身乏力，及时用补气的药（人参、黄芪）患者会感到好转许多，觉得有力气，扛得住了。

按常规，温疫是不该提早补气的，因为怕恋邪，但是新冠病毒很狡猾，病程比较长，先慢慢消耗患者的正气，然后在七天左右猛扑过来击倒患者，为应对这一规律，提早用人参、黄芪，一方面可以让患者提前好转，另一方面可以防突变，防止肺衰并心衰而致人死亡。

危重阶段是心肺同病，当治肺护心。因为这个病到危重阶段，大多心肺同病，经过"逆传心包"心肺元气大虚，这个元气主要是宗气大虚，不能"行呼吸、贯心脉"（《黄帝内经》），因此患者很容易出现心脉骤停而死亡，有不少患者症状不重，七八天后突然死亡，这就提示我们保护心脏防止恶变，及时补益心气。

新的防变奇药

红景天，这味藏医名药，因为具有能增加血氧饱和度的功能而闻名，到西藏旅游的人都要提前吃红景天，故将红景天用来配合人参葶苈子汤，治疗新冠病毒感染的肺闭痰黏就是取其具有强心益肺的双效作用。

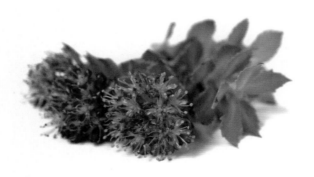

第一章

肺强，
免疫力就强，
病毒绕道走

肺为"五脏六腑之华盖"

肺为什么被称为"华盖"

中医将肺称为"华盖"。盖，即伞；所谓"华盖"，原指古代帝王的车盖。肺在五脏六腑之中，位置最高，犹如伞盖保护着位居其下的脏腑、抵御外邪，因此有这个称呼。

▶ 肺居于五脏的最高位置

肺位于胸腔，居于五脏的最高位置，有覆盖诸脏的作用，肺又主一身之表，为脏腑之外卫，故称肺为华盖。肺为华盖是对肺在五脏中位居最高和保护脏腑、抵御外邪、统领一身之气作用的高度概括。

▶ 肺的生理功能最易受外界环境影响

肺通过气管、喉、鼻直接与外界相通，因此，肺的生理功能最易受外界环境的影响。自然界的风、寒、暑、湿、燥、火（中医称为"六淫"）之邪侵袭人体，尤其是风寒邪气，多首先入肺而导致感冒、咳嗽等病变。由于肺与皮毛相合，肺能输布津液给皮毛，使皮肤润泽，同时抵御外邪的能力增强，这是大多数爱美女士的追求。如果肺气不能宣散精微至皮毛，人不但不会美丽，还会使抵抗力降低。

▶ 肺为"娇脏"

中医称肺为"娇脏"，娇是"娇嫩"的意思，是指肺脏清虚娇嫩而易受邪侵的特性。肺为清虚之体，且居高位，朝百脉（濡养人体经脉），外合皮毛（肺的好坏直接影响皮肤质量），开窍于鼻（保护鼻腔，预防鼻炎及鼻塞），与天气直接相通。六淫外邪侵犯人体，无论是从口鼻而入，还是侵犯皮毛，都易犯肺而致病。

> **小贴士**
>
> **主动咳嗽就能使肺变得强大**
>
> 医学认为，主动咳嗽有利于肺部扩张，并能够清肺。所以，想要肺变得强大，每天可以有意识地主动咳嗽几声，每天以3~5次为宜。

肺主一身之气，肺好呼吸畅、免疫力强

经常听到有人说"人活一口气"！中医也经常说"养生就是养气"。这说的是生命就在一呼一吸之间，如果一口气提不上来，那人也就一命呜呼了。

🌙 人体的气来自哪里

人体的气，首先来自于父母的先天精气；再者需要食物营养的补充，当然更需要从外界清气中吸入，并在肾、脾和肺等脏腑的生理功能综合作用下完成对人体的滋养和推动。

🌙 一呼一吸，均离不开肺

所谓"呼吸"，既是人体从自然界中纳入清气的方式，也是将体内浊气吐出、与外界进行清浊之气交换的方式。不过，口鼻和咽喉只是气体出入的一个外在关口。真正能够有节律地一呼一吸，能够维持生命活动的是体内的肺。

🌙 肺是人体的"吸尘器"和"中央空调"

中医认为"肺为主气之枢"，具有主气、司呼吸的功能。

肺主气主要表现在两方面：一是将外界的清气纳入以供生命活动所需；二是将体内的浊气吐出，以实现体内之气的新陈代谢，来维持一种相对平衡稳定的状态。换句话说，肺就像人体的"吸尘器""中央空调"，是气机出入、清浊交换的主要场所，有吐故纳新的作用。

🌙 肺是怎样呼吸的

明代名医张景岳在《类经图翼》一书中说肺"虚如蜂巢，下无透窍，吸之则满，呼之则虚。一呼一吸，消息自然，司清浊之运化"。具体地说，肺就像蜂巢一样，底不通透，吸气时巢孔中就会充满气体，当气呼出去时，它们就会变得空虚。就是在这样自然的一呼一吸间，完成了升清降浊的过程。

🌙 快速测试肺气情况小妙招

点燃一根火柴，尽力去吹。如果火柴距离嘴15厘米远却吹不灭，说明测试者的肺功能有问题；如果火柴距离嘴5厘米还吹不灭，说明测试者的肺气不足。

肺主行水，是灌溉人体的"水之上源"

处于五脏最高位置的肺，除了有主气、司呼吸的功能之外，还有"主行水"的功能，而且它就像人体水液运行系统中的一个大型"中转站"一样，与脾肾二脏一同完成人体的水液代谢工作，在灌溉人体组织中起着重要的作用。

❥ 肺"通调水道"的功能，主要靠宣发、肃降作用来完成

《黄帝内经》中说："肺通调水道，下输膀胱。""通"即疏通；"调"即调节；"水道"即水液运行排泄的通道。可见，肺是人体水液代谢的重要器官。那么，肺是怎样完成"通调水道"功能的？这一功能主要是靠肺的宣发、肃降作用完成。肺之宣发，能将水液散布全身，这些水液代谢后变成汗液，经皮毛排出体外；肺之肃降，可将水液输布于下焦膀胱，代谢后变成尿液排出体外。

❥ 人为什么会出现水肿、小便不利

人体水液排泄功能由肺和肾两个脏器共同完成。肺和肾就好比马桶水循环管线的进水管道和排水管道，如果作为进水管道的肺不通了，就冲不了马桶；如果作为排水管道的肾被堵塞，身体中的水液也会在体内滞留无法排出，此时人体就会出现水肿、小便不利等症状。

❥ 宣肺补肾，调理肺功能差导致的水肿、小便不通

在调治因肺脏功能差而导致的水肿、小便不通时，最常用的方法是宣肺补肾，即中医治疗常说的"开鬼门"。所谓的"鬼门"，指皮表的汗孔，"开鬼门"就是让皮肤出汗，即通过发汗的方法，使皮下郁积的水液排出体外，这样不仅可以消除水肿，侵入体内的外邪也能随汗液散发。随着肺脏通调水道功能的恢复，水液也会被下输至膀胱，这样小便排泄也会通畅。

❥ 车前子橘皮茶，调理水肿、小便不利

将车前子 10～15 克微炒黄，8 克橘皮切细。两者用纱布包好，放入保温瓶中，以沸水适量冲泡，加盖闷约 15 分钟；去渣取汁，加 15～20 克蜂蜜调味。代茶频饮，每日 1～2 剂。此茶有宣肺、化痰止咳、清热利尿的功效。

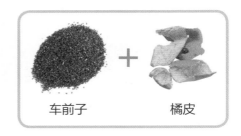

车前子 ＋ 橘皮

肺是治理百脉气血的"相傅之官"

在人体器官中，心排在第一把交椅。肺在人体脏腑中的地位仅次于心，可以排在第二把交椅。所以，《黄帝内经》称心为"主君"，而肺为"相傅"，即心为"君王"，肺为辅助"君王"的"丞相"。

❥ 肺是人体的"丞相"

《素问·灵兰秘典论》中说："肺者，相傅之官，治节出焉。"意思是说，肺就像丞相，主要负责辅佐君王和协调各器官而调治全身。肺脏掌控全身气血运行，它就像一个"大管家"，统管着全身气血的分配。如果肺脏有问题，就会使机体气血运行不畅，直接影响到五脏六腑的正常工作。

❥ 肺朝百脉

《黄帝内经》中说"肺朝百脉"。"脉"，在这里主要是指经脉。也就是说，肺不仅协助心脏将血液输送到血管，而且将血液输送到全身各处，濡养着人体经脉。

❥ 肺主治节

"节"就像竹子的节，具有一定的节奏，也就是说肺管理着我们身体的节奏。正因为肺的"治节"之功，人体的呼吸才会一呼一吸，平和均匀。如果我们呼吸不均匀，肺脏推动经脉输布的力量就会很弱，不利于经脉输布对营养物质的输送；相反，如果呼吸均匀有力，肺脏推动经脉输布的力量就会增加，这样就会有汗液从身体排出。许多养生方法，例如打坐、瑜伽都以调节人体的呼吸节奏为主，从而使身体的气血运行更有力。

❥ 盘腿打坐，调呼吸、补气血

盘腿打坐能够改善腿部、踝部、髋部的柔韧性，有益于防治关节疼痛。久练盘腿打坐，还能够减少并放慢下半身的血液循环，这就相当于增加了上半身（尤其是胸腔和脑部）的血液循环，对改善肺功能有很好的效果。同时，该姿势能让呼吸系统不受阻，对畅通呼吸很有帮助。

肺有四怕：怕寒，怕燥，怕热，怕脏

《黄帝内经》说："肺者，气之本。"肺时刻不停地呼吸，才能维持人的生命活动。可是日常生活中，肺也有自己最怕的敌人，只有知己知彼，才能高效护肺。

肺位于胸腔，经络与喉、鼻相连。寒邪最容易经口鼻犯肺，使肺气不得发散，津液凝结，从而诱发感冒等呼吸系统疾病。反反复复可使人体免疫力下降，或引发慢性鼻炎。

怕寒

温肺御寒食材

 发汗解表
温中散寒
温肺化痰

 温中止痛
治肺寒咳
喘

 温肺定喘
补肾固精

滋阴润肺食材

 滋阴润肺
止咳嗽

清肺润喉
缓解咽喉
肿痛

 润肺
止咳
化痰

怕燥

肺在五行中属金，与秋气相通。秋天气候干燥，容易耗伤津液，所以秋季常见口鼻干燥、干咳无痰、皮肤干裂等病症。秋季养生应固护肺阴，少吃辛辣之品，以免加重秋燥对人体的危害。

肺受热后容易出现咳、喘（气管炎、肺炎）等症状。如果肺胃热盛，还可能导致面部起痘、酒渣鼻等，从而降低颜值。

怕热

清肺热食材

 润肺清热
止咳化痰

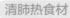 除热清肺
治肺热
咳嗽

 清肺火

怕脏

排肺毒食材

 抗霾排毒

养肺气
清肺毒

 清除肺中
尘埃

肺对环境的要求很高，清新的空气是它的最爱。在尾气密集、烟味弥漫的环境内待太长时间，肺就会提出抗议，甚至"中毒"。当肺脏有毒素时会表现为：皮肤晦黯、便秘、多愁善感。

五脏是兄弟，肺好脏腑安

肺与心：相互为用

生活中，心和肺的密切关系，常常挂在人们嘴上，例如"没心没肺""撕心裂肺"，由此可见心和肺的特殊关系。中医讲，心主血，肺主气，二者实际上是气和血相互依存、相互作用的关系。

◗ 补肺气、养心血，脸色红润、颜值高

肺气与心血相互为用，在补气的同时也在补血，两者是互通的。中医在补益肺气时经常搭配补益心血的药物，如当归、红枣等，这是因为血能旺气。同样，心血亏耗日久，也会导致肺气亏虚，所以在治疗心血不足的病症时，在补益心血的同时还会加上补益肺气的药物，如太子参、黄芪等。

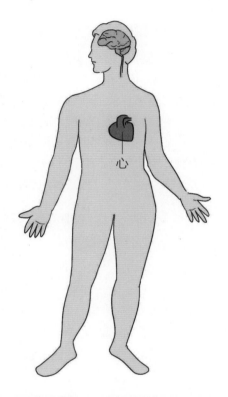

心

养肺又养心的食物					
蔬菜	水果	谷类	肉类	水产	其他
胡萝卜	苹果	红豆	猪瘦肉	鲤鱼	豆浆
番茄	山楂	玉米	羊排	牡蛎	牛奶

肺与肝：金木相克

从中医五行的关系讲，肝属木，肺属金，金木为相克关系。肝火会犯肺，这是肝肺相克的一个表现。

肝火犯肺有哪些表现

肝火犯肺多会造成咳嗽、咯血。肝火主要来自哪里呢？中医认为，肝火主要来源于不良情绪，所以控制情绪是最重要的。除了情绪，还要注意休息，防止过度疲劳，因为身体劳累，也会使人情绪不稳而易怒。平时，少吃辛辣、煎炸、过酸过腻的食品。

肝和肺，共同维持全身气机的升降平衡

肝主升，肺主降，两者一升一降，相互协调，共同维持全身气机的升降平衡。有升有降才能动态平衡，肝肺气机的升降运动对全身的气机活动、血液循环起着重要的调节作用。

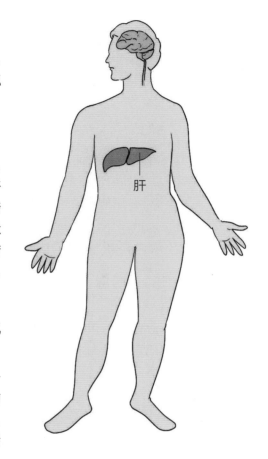

肝

补肺养肝的食物					
蔬菜	水果	谷类	肉类	水产	其他
芹菜	香蕉	豌豆	猪肝	虾	蜂蜜
油菜	苹果	绿豆	鸡肉	带鱼	枸杞子

肺与脾：母子相生

从五行关系来讲，脾为土，肺为金，土生金。中医学认为，脾土（胃）消化食物，吸收营养后为肺（金）提供能量，就是所谓的土生金，又称作脾肺相生。

💧 在秋天，最适合用补脾的办法养肺

脾气虚会使肺气不足，也就是"土不生金"，在治疗上用"培土生金"的办法。在秋天，适合用补脾的办法养肺，达到少感冒、少得肺病的目的。

脾肺均能调节水液代谢，若脾虚不运，水湿不化，出现久咳不愈、痰多而稀白之候，病象多表现在肺而病本却在于脾。所以，临床上治疗痰饮咳嗽，以健脾燥湿与肃肺化痰同用。

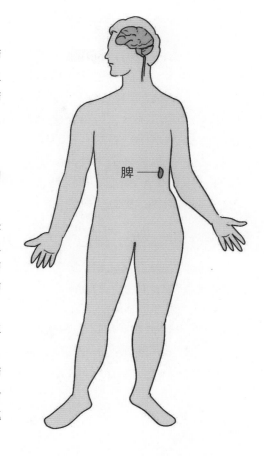

脾

补肺健脾的食物					
蔬菜	水果	谷类	肉类	水产	其他
韭菜	柠檬	黄豆	牛肉	黄鱼	山药
菠菜	橘子	小米	鸡肉	鲢鱼	红枣

肺与肾：金水相生

从五行的关系讲，肺属金，肾属水，金能生水，水为金子，又称为肺肾相生。肺吸入的自然界清气是后天之气的主要组成部分，肾精所化生的元气是先天之气的主要成分。后天之气可以培养先天，先天之气可以促进后天，一先一后，相互滋养，所以可以通过补益肾气达到补肺气的目的。

◗ 肾为气之根，肺为气之主

中医认为肾为气之根，肺为气之主。肾精充摄，有利于肺的肃降；肺气的肃降也利于肾的纳气。如果肺肾呼吸功能受到影响，可以出现气喘、气短等。肺肾两脏同主水液代谢，两者必须相互配合，才能共同完成这一功能。

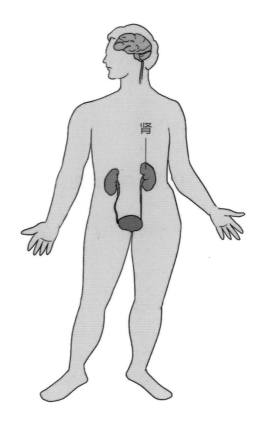

肾

润肺又补肾的食物					
蔬菜	水果	谷类	肉类	水产	其他
黑木耳	葡萄	薏米	鸭肉	墨鱼	芝麻
银耳	白果	玉米	乌鸡	海参	枸杞子
西葫芦	木瓜	小米	鸽肉	虾	冬虫夏草

第二章

肺为娇脏，
不伤肺，
生病少、抗衰老

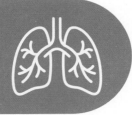

肺为『娇脏』，需小心伺候

肺脏掌控着人体的呼吸功能，需要分秒不停地工作。中医认为，肺脏的健康关系人的性命。然而，肺脏在诸多脏器中是最容易受伤的一个。

五脏之中，肺最容易"早衰"

英国《每日邮报》的一篇报道中，有一组关于人体器官开始衰老顺序的数据：

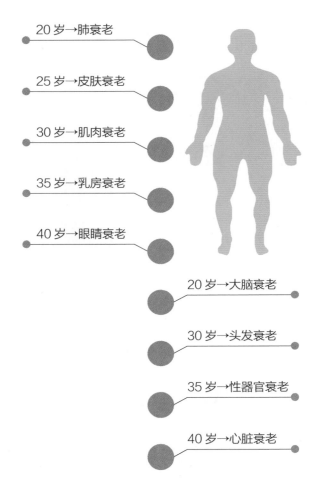

20岁→肺衰老

25岁→皮肤衰老

30岁→肌肉衰老

35岁→乳房衰老

40岁→眼睛衰老

20岁→大脑衰老

30岁→头发衰老

35岁→性器官衰老

40岁→心脏衰老

从上面的图表可以看出：在风华正茂的二十几岁，肺脏的衰老就已经开始了。

人的衰老为什么与肺有关

中医认为，肺为人体十二经脉之始，主气司呼吸。通俗地说，肺是人体与外界进行气体交换的中心，是人体的氧气库。从肺脏结构来说，肺脏有 7 亿多个肺泡，如果舒展开，其面积可达 80 平方米。正常人每分钟呼吸 16 次左右，每天呼吸 23 000 次。只要生命存在，肺脏一天 24 小时都要呼吸不止、操劳负重，这正是肺脏早衰的重要原因。

季节的变化容易使肺"受伤"

中医认为，肺叶娇嫩，不耐寒热燥湿，而肺又和外界相通，外邪很容易伤肺，其中秋冬季节燥邪引起的肺部问题最多见。肺燥最容易伤津，肺津受了伤，肺缺少了滋润，就会造成咳喘，气虚，气短和唇、舌、咽、鼻干燥的现象，时间一长，就会影响肺的正常生理功能。

污染日益严重的空气，会使肺负重累累

如今，空气污染严重，雾霾早已如空气一样和人们形影不离，雾霾中所含的灰尘、细沙、病毒、细菌会严重伤害人们的肺脏。当肺脏受外邪侵袭，肺气就会虚衰，而肺气虚又容易导致肺功能下降，肺宣降失常，不仅会使人体出现气短、喘息症状，还更容易被外邪侵扰，引发多种疾病。

现代生活环境中的物质，处处都在伤害肺脏健康

国外研究指出，复印机等现代办公设备，会散发出对人体有害的气体，可能会造成呼吸困难。长时间在这种环境下工作，还会导致肺部疾病的发生。

对于家庭主妇来说，长时间接触厨房的油烟，也会给肺部带来很大的伤害。高污染工厂向大气中排放的二氧化硫等有害气体，对肺部健康的威胁也十分大。

如何检测自己的肺脏是否衰老

肺衰老最常见的典型表现：

每次流行性感冒都躲不过，而且这类人很容易患支气管炎、肺炎等疾病；

经常有喘不过气的感觉，为缓解症状，会有意无意地深呼吸；

肺活量下降，稍有运动或体力劳动，就感觉气不够用。

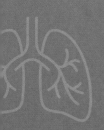

这些情况，伤你的肺最深

肺在烟雾缭绕中慢慢变老

常言道"吸烟有害健康"，烟雾就是毒气，对人体有百害而无一利，尤其对肺脏伤害更大。当人们在阵阵烟雾中尽情享受的同时，大量的一氧化碳、尼古丁、焦油等有害物质，也会随呼吸系统进入吸烟者体内，造成熏烤式伤害。

肺就像人体与自然界之间的"吸尘器"

肺喜湿恶燥，有主气和司呼吸的功能，是人体气机出入的一个重要"关口"，它就像安装在人体与自然界之间的一个"吸尘器"一样。烟雾中的大量有害有毒物质都会附着在上面，时间一长肺就会被"熏"脏、"熏"坏。试想，如果一个吸尘器里满是灰尘，它还能正常工作吗？作为身体"吸尘器"的肺也是这样。如果毒素深入到肺部组织，它自然就不会健康。

吸烟只会让你的容貌变丑

用吸烟来提升自己气质的男士和自以为吸烟很优雅美丽的女性要注意，吸烟只会让你的容貌衰老得更快、变得更丑。因为肺有主皮毛的功效，吸烟让肺功能下降，皮肤毛发就会缺乏营养，自然也就不丰润、没光泽。

吸烟的人会比普通人更多出现肺系疾病

吸烟的人会比普通人更多地出现咳嗽、多痰的现象，而且容易患急慢性支气管炎、肺气肿、肺心病等呼吸系统疾病。相关数据统计显示，吸烟者在 60 岁以后患肺部疾病的比例为 74%，而普通人群仅为 4%。最令人担忧的是，100 个肺癌患者中，8～9 个与吸烟有关。

> **小贴士**
>
> **烟肺是怎么回事**
>
> 关注养生的朋友可能都听过"烟肺"这个词，因为在医学仪器的显示下，那些长期吸烟人的肺部可见黑点，或是呈黑色，而普通人的肺都是呈黯红色或深灰色。

粉尘污染，肺不能承受之重

粉尘是空气污染的主要因素，也是肺脏健康的"大敌"。粉尘颗粒越小，危害越大。

◗ 肺最怕直径小于 2.5 微米的粉尘

一般来说，直径大于 10 微米的颗粒能够直接被鼻腔黏膜表面的纤毛拦截，而比这小的颗粒就很容易钻鼻腔纤毛的漏洞，直接被吸入肺中。若颗粒再小一些，小于 2.5 微米，它就更容易在我们的呼吸道中横行无阻，从而侵入肺组织中，沉积在那里。时间一久，肺就会被蒙上一层灰尘，使气体交换受影响，从而引发各种呼吸系统疾病，甚至是肺癌。

◗ 长期在粉尘环境中工作，如何保护肺

从事粉尘作业的人，长期吸入大量的灰尘，有患肺癌、肺间皮瘤和石棉肺等疾病的风险。医学界人士表示，二三十年前从业的建筑工人最让人担心，因为当时还没有禁止使用含有石棉的建筑产品。

长期从事粉尘作业的工人，一定要做好防护措施，佩戴防尘口罩；在日常饮食中要多吃一些清补的食物，如猪血、猪肺、雪梨、银耳等，营养搭配要均衡，从而增强体质，保护肺脏。

经常熬夜，给肺添堵

已经有越来越多的人加入"夜猫子"一族，但是经常熬夜对人的健康危害很大。熬夜不仅会让人容颜变老，还会对肺有伤害。

◗ 熬夜是暗耗阴液的一个过程

中医认为，熬夜是暗耗阴液的一个过程。长期熬夜，体内阴液会慢慢被消耗，导致阴虚体质加重。这时则很容易跟肺结核打上交道，而肺结核患者熬夜会加重病情。

◗ 熬夜者要及时补充"阴津"

要预防肺系疾病，尽量不要熬夜，如果因为工作原因等不得不熬夜，那么请及时补充"阴津"，适当吃些补阴虚的食物，如百合、鸭肉、黑鱼、海蜇、藕等。

上火也会伤肺气

《黄帝内经》中说："南方生热，热生火。"所谓"上火"，指的是机体内过热，人的全身或局部出现的显著热象。人的内热过重和季节关联很大，夏季人体容易上火。

◗ 夏季属"火"，五脏六腑容易生"火"

由于夏季属"火"，对应在人体，阳亢火气就大，阴阳不平衡时，阴液消耗过多，五脏六腑就容易生"火"，导致生理功能失调。上火可能会损伤肺气，出现咽喉疼痛、咳嗽、流鼻血、大便干燥等。

◗ 夏季喝白茅根茶，可以清肺降火、凉血止血

炎热的夏季，很多人喜欢待在空调房里，这其实并不好。因为冷气会刺激人体汗腺收缩，堵塞内火向外释放的渠道。中医认为，火盛会耗伤肺阴，从而导致肺阴虚火旺。"肺火"重者多干咳、无痰或痰少而黏，有时痰中带血，潮热、盗汗、手足心热，并伴有失眠、口干、声音嘶哑等症状。

在夏季，可以喝清肺火的白茅根茶。用 10～15 克白茅根煎水饮用，可以清肺降火、凉血止血。

悲伤肺，远离悲伤，不做"林妹妹"

中医认为，"肺在志为忧""忧思伤肺"，过于忧愁的人往往容易患肺部疾病。

◗ 林黛玉的肺病和她多愁善感的性格有关

众所周知，《红楼梦》里的林黛玉，就是由多愁善感导致的体弱多病，她的肺病和她多愁善感的性格有很大关系。汉字这个"愁"，就由一个秋天的"秋"和一个"心"组成，意为秋天的心即忧愁。中医讲，五脏和季节相对应，肺对应的是秋天。

◗ 每天放宽心态，肺自然就会健康

悲伤忧虑过度会使肺气受损，肺脏虚弱就会出现咳嗽、气喘等病症。反过来，肺气虚弱的时候，人体对外界刺激的耐受度会降低，容易产生悲观、自卑、心理负担过重等不良情绪。如果每天高兴欢笑，放宽心态，肺自然就健康了。

节食减肥，肺也会乏力

减肥是一个常谈常新的话题，尤其是在女性朋友中间。为了瘦，女性朋友可以使出浑身解数。在这些减肥方法中有一个最常用的就是节食减肥。其实节食减肥最容易虚耗人体，往往是顾了面子而伤了肺。

☽ 节食减肥过度，引起肺结核

26岁的白领小王信赖节食和运动减肥。她除了中午和早上吃得很少，夜晚只吃水果不吃主食，晚饭后还出去跑圈。体重是明显降了下来，但她却开始不停咳嗽。起初，她以为是普通感冒引起的咳嗽就没在意，慢慢越咳越严重，且总是不断干咳，打了许多天抗生素也没有好转，她这才到医院检查。做肺部CT，确诊为支气管结核并肺结核。

医生认为小王是因为减肥节食，营养摄入不足，加上生活的不规律才引发肺结核。

☽ 节食减肥，就是在虚耗自己的身体

节食减肥，虚耗的是自己的身体。身体的营养虚耗过多，肺自然会受影响。长期节食减肥的人，很容易营养不良。人体营养不充足、不全面，免疫力就会降低。如果再遇到气候变化、环境污染或工作压力增大等不利因素，肺就更像娇嫩的花在风雨里飘摇，没有了免疫力这棵"大树"的庇护，自然易受损害。

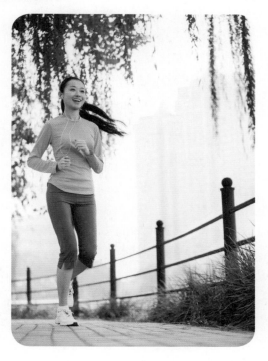

☽ 运动减肥是不错的选择

多做一些运动，例如跑步、瑜伽等，在塑身减肥的同时，还能增强体魄，使人体各器官，包括稚嫩的肺，能够很好地抵御外界环境的干扰。

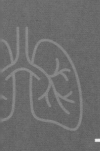

见微知著
——肺受伤害的 5 个细节

面色惨白：肺气不足

健康人的脸色是白里透红，经常不出门在家里待着的人皮肤也白，可病态白是色如白蜡。

面色发白是气血虚弱的表现

面色发白是气血虚弱、不能荣养机体的表现。阳气不足，气血运行无力，或耗气失血导致血脉空虚。《黄帝内经》中记载，肺属金，对应白色。所以中医认为，面色发白，有过敏体质的人，往往肺不好、抵抗力差，呼吸系统容易有问题。

面色发白、气短乏力怎么调

肺气不足，不但会影响皮肤的光鲜度，还会引发各种病症。肺功能一旦失调，五脏六腑的功能也会受阻碍，从而影响身体健康。所以，面色发白、气短无力的人，要好好调养自己的肺脏。在饮食调养方面，补肺的食物首选白色食物，按照中医理论"白色入肺"，例如银耳、白扁豆、山药等。

鼻塞流涕总反复：小小鼻炎莫忽视

有的人每年入春都会鼻子不通，流涕、打喷嚏不止，一直认为是感冒，但经过调理仍不见效，甚至会突发胸闷气短。其实这很可能是过敏性鼻炎引起的，不明病理就擅自用药是很危险的。

过敏性鼻炎由哪些因素引起

随着城市生活日趋现代化，汽车尾气、雾霾、化妆品、装饰材料和食品添加剂等，都是引发过敏性鼻炎的主要原因。

过敏性鼻炎的危害有哪些

过敏性鼻炎的临床症状各异，危害很大，除了常见的鼻塞流涕外，还可以有诸如头痛、头晕、记忆力下降、胸痛、胸闷、精神萎靡等。如果鼻炎未能及时调理，影响嗅觉黏膜时，就会出现嗅觉障碍，导致闻不着香臭等气味。

◗ 过敏性鼻炎如何防治

由于对花粉等过敏原活跃，春季是过敏性鼻炎高发期，对花粉过敏者春季要尽量减少外出。出现持续性鼻塞、鼻痒、呼吸困难等现象，要及时到医院接受检查及治疗。

突发喘息：当心急性哮喘

急性哮喘经常发生在春冬两季，发病率可高达60%以上。其原因可大致分为：过敏原吸入、气候变化、感染因素等。如果不明原因地突发喘息，就要提防急性哮喘了。

◗ 急性哮喘的"罪魁祸首"

春季室外活动和运动相应增多，吸入过敏原的数量和机会也会相应增加，就会引发急性哮喘；冬春季节气温变化较大，忽冷忽热容易患感冒、伤风，而急性哮喘的发作多与伤风感冒有关；寒冷天气，一些病菌如大肠杆菌、葡萄球菌和链球菌的致病力较强，容易引发急性哮喘。

◗ 防止急性哮喘，要从细节入手

衣服冷暖要适宜，科学调整饮食，适当注意锻炼，多晒阳光以及注意开窗通风等，都可以防止感染源入侵，从而预防急性哮喘。

◗ 增强肺功能，可改善急性哮喘

肺泡平常是交替工作的，只有在人体运动时才会全部工作，而正是由于肺泡收缩，才将二氧化碳、痰等废物排出。常练缩唇呼吸，能够增加肺活量，改善肺功能。具体做法是：先用力深吸一口气，之后屏气，噘着嘴唇（类似吹哨）将气流缓缓吐出。

痰中带血：警惕肺结核

结核俗称"痨病"，是结核杆菌侵入人体引起的感染，可累及全身多个器官，但以肺结核最常见。肺结核一年四季都会发病，15～35岁的青少年是结核病的高发年龄，潜伏期4～8周。其中80%发生在肺部。主要经呼吸道传播，传染源是接触排菌的肺结核患者。近年来，随着环境污染和食品、生活方式等改变，肺结核又卷土重来，发病率急剧增加。

◗ 肺结核的常见表现

肺结核常有低热、盗汗、颜面潮红、食欲减退、乏力、身体消瘦等全身症状和干咳、咳痰或痰中带血丝、咯血、胸痛等呼吸系统表现。林黛玉"面如桃花"，其实这就是肺结核的典型表现之一，这不是美而是病。

腹部胀满如桶：谨防肺气肿

一般而言，肺气肿早期并没什么明显症状，只是可能在运动或者劳动时感到气短，很容易被患者忽略。肺气肿继续发展，患者就会明显感到呼吸困难，稍微活动甚至是在休息状态下也会感到呼吸急促、胸闷气短。

▶ 上腹胀满是肺气肿最明显的症状

肺气肿是一种比较严重的肺部疾病，但由于病症初期症状不明显被患者忽略而易恶化。一般的肺气肿患者都会感觉身体乏力、食欲减退，除咳嗽、咳痰外，上腹胀满是最明显的症状。尤其是一些有慢性支气管炎、哮喘病史的患者，如果发现自己上腹胀满、咳嗽气短，就要警惕是否患了肺气肿。

▶ 肺气肿在老年人中最常见

肺气肿又称为"老年性肺气肿"。严重的肺气肿患者的胸廓前后径和左右径都已基本相等，整个胸呈现出圆桶状，医学上将其称为"桶状胸"。若出现桶状胸，若不是外力作用影响，那么重度肺气肿的可能性就很大。

▶ 卧式呼吸操，可增加肺的通气量，加强肺功能

（1）身体自然放松，仰卧，两手握拳，肘关节屈伸5~10次，平静深呼吸5~10次。

（2）两臂伸直，交替向上伸出，自然呼吸5~10次。

（3）两腿屈膝，双臂向上外展并深吸气，两臂放回体侧并呼气，做5~10次。

（4）先用鼻吸一大口气，再用唇呈口哨状用力呼气，重复5~10次。

（5）胸呼吸，屈膝，一手放在胸部，一手放在腹部，吸气时胸部外扩，呼气时胸部下沉，重复5~10次。

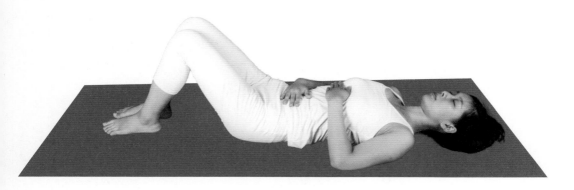

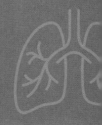

肺弱人群调养方案

儿童小心肺炎

人体脏腑中最娇嫩的是肺，儿童由于身体尚未发育完全，身体各脏器的抵抗能力也较差，他们的肺尤其娇嫩。

❯ 为什么现在的孩子肺部问题很多

现在的孩子，因为咳嗽或者秋燥而造成肺部损伤的很多。如今大城市的环境质量不断变差，雾霾天频频光顾，我们呼吸的空气质量越来越差，与外界连通的肺也就饱受压力。还有些家长在饮食方面对孩子不够关心，这样很容易让孩子脾胃受伤。脾是肺的"母亲"，脾受伤自然会影响肺。

❯ 家长工作再忙，也要照顾好孩子的肺

在儿童呼吸系统疾病中，最高发的要数小儿肺炎了。小儿肺炎病期长、容易反复发作，治好后也不排除以后复发的可能。所以，家长们即使工作再忙也要照顾好孩子的肺。

❯ 秋冬季节，更要关心孩子的肺

秋冬季节，雨水渐少、天气转凉，气候变干燥，这个时候家长们就更需要重视孩子的肺部。这时候孩子常会出现口干舌燥、小便短少、大便干结，甚至咳嗽等症状，这就是所谓的"秋燥"。秋燥最伤儿童的肺，儿童的肺气一旦受损，冬季天气一降温就易诱发感冒，严重了就会使孩子患肺炎。

❯ 补充足够水分，预防儿童肺炎

日常生活中，可以通过多喝水、保持环境整洁来预防儿童肺炎。多喝水是儿童日常养肺的关键，尤其是秋冬干燥季节，儿童身体很容易缺水。肺很喜欢湿润的环境，为了让孩子有一个健康活力的肺，一定要给孩子的身体多补充些水分。

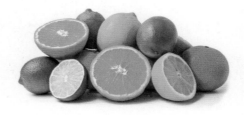

❍ 给孩子身体补充水分的方式

首先是多喝水。保持咽喉部和呼吸道的正常湿润度，防止秋燥邪气侵入。

其次在儿童饮食上要注意滋阴润肺，可以让孩子多吃一些蔬菜水果，不仅能补充孩子成长所需的维生素和矿物质，增强孩子的抵抗力，还可以滋阴润燥、生津止渴，很好地养护肺，如梨、甘蔗、柑橘等都是滋阴润肺的理想选择。

小贴士

果汁调理小儿肺炎功效好

因为孩子（尤其是婴幼儿）的消化系统还不是很完善，所以我们可将水果榨成果汁供他们饮用。甘蔗汁对口干舌燥、大便干燥、肺热咳嗽的孩子就很有利；用新鲜的石榴子榨汁，每天给孩子喝几次，对防止孩子肺炎反复发作也很有帮助。

❍ 经常通风，勤洗澡

平时要注意清洁孩子的生活环境，时常开窗通风，促进空气流通。要常给孩子洗澡，注意孩子的卫生。医学上，将人体的皮肤比喻成肺脏的天然保护屏障，秋燥邪气常常是先伤害了孩子的皮肤，再伤害到肺的。给孩子多洗几次澡，可以促进儿童皮肤的血液循环，使孩子的肺脏和皮肤都气血通畅，使肺部得到滋润。

❍ 清肺经，宣肺清热防肺炎

肺经位于无名指掌面指尖到指根成一直线。清肺经，可宣肺清热、疏风解表、化痰止咳，预防小儿肺炎。

推拿方法：用拇指螺纹面从孩子无名指根向指尖方向直推肺经 20～50 次。

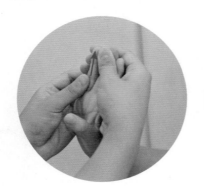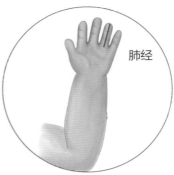

肺经

清肺经可宣肺清热，预防小儿肺炎

孕妇远离污染源

自从怀孕以后，许多孕妈妈就成为家里的"重点保护对象"。如今空气污染严重，空气中充斥着雾霾、汽车尾气……除了给孕妈妈提供足够的营养外，她们的肺也特别需要保护。

▶ 增加肺容量

一般地，孕妇的肺部多少会发生一些变化。所以如果一个孕妇走了一小段路就开始气喘，也不用很紧张。因为到了孕期第二个阶段，雌性激素会刺激孕妇的呼吸道，使得呼吸道毛细血管扩张，同时还会使肺部的肌肉松弛，增加了呼吸的难度。而且随着子宫里的胎儿越来越大，孕妈妈的胸部也会一定程度上受到压迫，肺部也会被挤压，并变得更加狭小，从而使得孕妈妈容易有气喘的感觉。一旦胎儿下降，进入骨盆的时候，孕妈妈的这种感觉就消失了。

若出现上面的症状，孕妈妈可以保持上身挺直，肩部向后展开，以尽量增大肺部容量。平时上班坐着时，可以伸展一下双臂。晚上睡觉时也可以多垫几个枕头，这样就会感觉舒服一些。

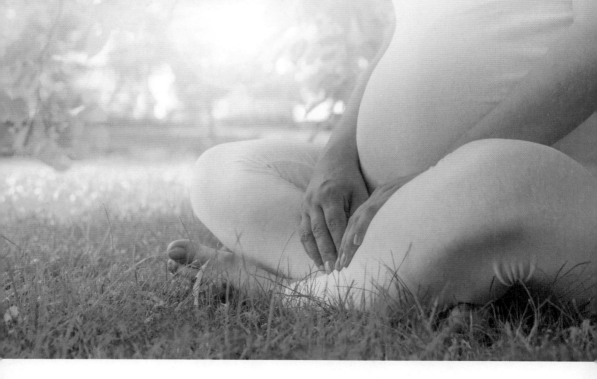

❯ 雾霾天减少外出

雾霾天气中高浓度的小颗粒物污染对孕妈妈的肺会造成严重影响，孕妈妈身体变化会直接影响胎儿发育，这样的孕妈妈很容易产下体重不足的婴儿。雾霾天孕妈妈要多喝水，最好能增加自己所在环境的湿度，保持所在环境的清洁，减少空气中的粉尘和颗粒物。遇到雾霾天，孕妈妈们就要尽量减少户外活动，等到雾霾散去后再出门。就算不得不出门，也最好戴上口罩。毕竟肺通过鼻子与外界环境相通，戴口罩能够防止颗粒物通过鼻子进入肺中，给准妈妈的健康带来不良影响。

❯ 饮食要清淡

通常，每个家庭都会给孕妈妈吃各种补品，许多孕妈妈容易内生燥火。这时如果不吃一些清热润肺的食物，很容易造成肺热，而一旦肺热就很容易引起咳嗽。如果孕妈妈因肺热而咳嗽，是不能吃抗生素的，可以服用一些维生素，再配合饮食调理。例如，孕妈妈暂时不要吃那些燥热之品，尽量选择清淡的食物；同时要多喝水，可以适当吃些梨等清热润燥之品。

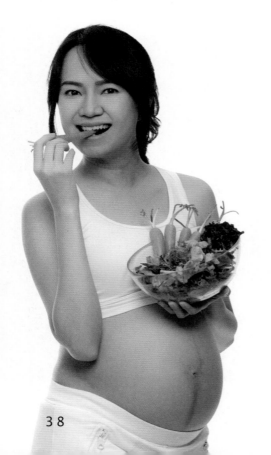

小贴士

孕妈妈要远离油烟和"二手烟"

孕妈妈的肺很脆弱。有研究显示，由于女性在怀孕期间身体免疫力下降，对许多疾病的抵抗力都会明显减弱，所以女性在孕期感染结核杆菌的风险很高。孕妈妈除了要远离空气污染物外，也需要远离香烟和油烟这两种有害物质。孕妈妈吸烟或者接触"二手烟"，不但会对自己身体带来损伤，还会影响胎儿正常发育。

中老年人防止肺"闹情绪"

人到了中年，身体素质就开始逐渐下降，身体的各个器官也会出现问题，倘若不注意就容易生病。肺直接关系呼吸，如果肺不健康，呼吸就不会顺畅。呼吸困难，如果严重了就容易危及人的生命。

◗ 中老年人生理功能逐渐衰退，肺功能也在下降

中老年人的生理功能逐渐衰退，运动量减少，新陈代谢速率也逐渐变慢，肺功能也下降了。如果遇上感冒发烧，或者生活、工作中接触到"二手烟"、灰尘等，他们的呼吸系统很容易出问题，肺也就会跟着闹"情绪"。

◗ 中老年人很容易受到肺病侵扰

秋冬季节，中老年人得肺心病的概率很高。如果保养不好，寒冷和干燥的空气很容易引起中老年人呼吸道黏膜分泌物增加。分泌物增加了，肺部的气体交换就会受阻，原本肺部比较孱弱的患者，病情就会更严重。

◗ 适量运动，有助于中老年人保养肺部

经常做胸廓的牵拉、挤压，能够促进气体交换，同时增加老年人的肺活量。对健康人来讲，适量运动能增强心肺功能，同时对患有支气管炎、肺气肿等慢性肺部疾病的患者有很好的养护作用。

◗ 肺癌——中老年人的终极杀手

对中老年人来说，还有一个终极杀手就是肺癌。在肺癌患者中，有70%是40岁以上的中老年人。他们多是因为年轻时有呼吸系统疾病，但没有重视，结果来医院检查，查出了肺癌，使自己和家人都忍受痛苦。

中老年人若不想让自己忍受肺病的折磨，最好从细节入手，平时重视肺部养护。多掌握一些养肺技巧，一点一滴做积累，就能养出健康的肺。

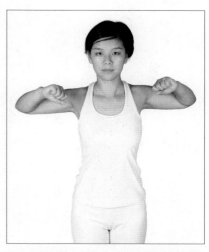

经常做扩胸运动，有助于促进胸腔气体交换，增加中老年人的肺活量。

❯ 营养均衡是中老年人养肺的前提

人到中年，养肺首先要做到营养摄入均衡。如果营养不够均衡，身体各个器官就得不到充足营养，肺部自然会跟着受牵连。要想养护好肺，饮食要注意高蛋白、高纤维、高维生素，在日常饮食中要多吃些瘦肉、豆制品、鱼类等。同时要多吃些水果、蔬菜等滋阴润燥的食物。

❯ 定期做体检，有肺病早发现

很多中老年人没有定期做体检的习惯，这样一来，有时候查出问题就是大问题。尤其是肺癌患者，一般都有一个潜伏期，等查出来往往就晚了。老年人最好养成每年体检的习惯。每年都去医院做一次系统的体检，若有问题就能早点查出来。在没发生病变前，及时调理可减少生病的痛苦。

❯ 扔掉手中的香烟，给肺放个假

中老年人中经常吸烟的人很多，他们在年轻时没有"吸烟有害健康"的意识，烟瘾也是在那个时候形成的。人的肺是需要大量新鲜空气的，不想受肺病的折磨，就要果断扔掉手中的香烟。

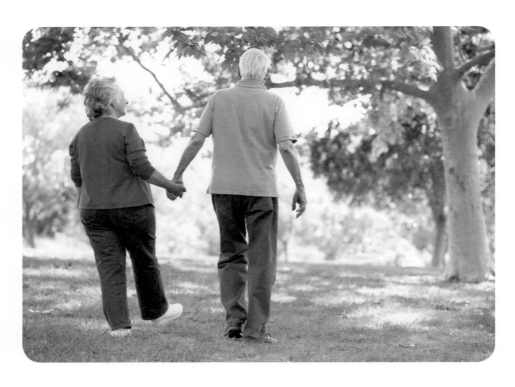

第三章

肺主呼吸，
肺养好，呼吸畅，
不感冒，咳喘少

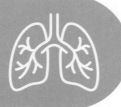

肺气虚衰，身体会有哪些表现

前面说过，肺主一身之气，影响呼吸，影响身体的营养供应，影响一个人的容貌。当肺脏出现了典型的虚衰症状时，就要予以重视。肺脏虚衰除了表现为经常咳喘外，还有以下一些典型特征。

容易疲劳

有的人稍微做些事就觉得劳累不堪，甚至不劳动时也时常感觉没劲，总是很疲劳。晚上休息后疲劳感会有好转，但是白天稍微干点活马上又没了气力。这与肺气不足有一定的关系。

中医认为，"劳则耗气"，就是说当我们在劳动时会损耗一定气血。肺气不足者，如果再劳动，自然会导致体内气更虚，疲劳感会加重。肺气不足，容易疲劳的人应该多卧床休息，减少对肺气的耗损。

调理方法：用拇指指端按掐足三里穴，一掐一松，以有酸胀、发热感为度，连做 36 次，两侧交替进行。

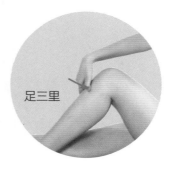

足三里

容易水肿

水肿与肺气不宣及肺通调水道有一定关系。肺气能调度身体中的津液，一方面使津液输布到全身各处，发挥滋养作用；另一方面能够使多余的津液下行，最终排出体外。

如果肺气不宣，无论是布散功能，还是往下推动的力量都比较弱小，导致水液不能正常输布和排泄，就会发生水肿。轻者眼睑、腿脚处水肿，重者全身都会水肿。

饮食上，多吃一些冬瓜、薏米、西葫芦，能利水消肿。

调理方法： 点燃艾条在列缺、肺俞穴上施灸，每天灸 1 次，每次灸 10 ~ 15 分钟。

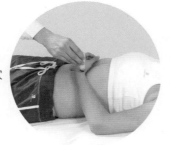 艾灸列缺穴

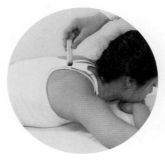 艾灸肺俞穴

声音低怯

如果平时说话声音较高，突然间说话声音小起来，并且不怎么爱说话，则可能与肺气虚相关。

中医认为，肺主气，肺为声音的门户，肺气可鼓动声带而发出声音。肺气足，声音自然洪亮；肺气虚，鼓动声带力气不足，声音自然就较小。

调理方法： 每天用食指指腹按揉天突穴 2 ~ 3 分钟，方向尽量向下，避免刺激食管，手法宜轻柔。

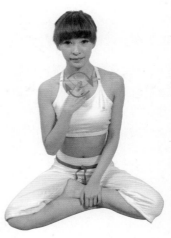

自汗，尤其是鼻子容易出汗

不做运动，没吃热的食物，没有喝热水，也没有穿很多，可就是喜欢出汗，尤其是鼻子部位更容易经常出汗，这种状况就是中医说的"自汗"。

肺气有固摄功能，肺气能控制津液，使它们待在身体中发挥滋养作用。在肺气不足的情形下，会导致固摄力量不足，汗液自然容易流出。

调理方法： 红枣 5 个洗净，去核，撕成小块。将红枣与 15 克浮小麦放入砂锅中，加适量水，大火煮沸，小火煮 20 分钟，加适量冰糖调味即可饮用。

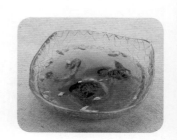

风寒感冒，温肺解表来调理

风寒感冒多由风寒之邪伤肺所致

中医将感冒分为风热与风寒两种类型。风寒感冒是风寒之邪外袭、肺气失宣所致，其起因通常为劳累，再加上吹风或受凉。风寒感冒通常秋冬发生的比较多。

风寒感冒的表现症状

轻者鼻塞声重，打喷嚏，不时流清涕，喉干痒，痰清稀色白；重者恶寒重，发热轻，无汗，头痛，身体疼痛，舌苔薄白等。

哪些人容易得风寒感冒

平时手足偏凉、性格内向的阳虚体质者，感染风邪后易形成风寒感冒。

杨力推荐小处方

姜糖饮

解表发汗，祛风寒

先将 10 克生姜洗净切丝，放入瓷杯或保温杯中，用沸水冲入，加盖浸泡 5 分钟，再加入适量红糖溶化即成。

风寒感冒宜选食材

生姜	葱白	香菜
散寒发汗解表祛风	调节体温防风寒感冒	驱风散寒祛痰

按揉大椎穴：调理外感风寒

用食指按揉颈后的大椎穴 5～10 分钟，以皮肤发热发红为度。

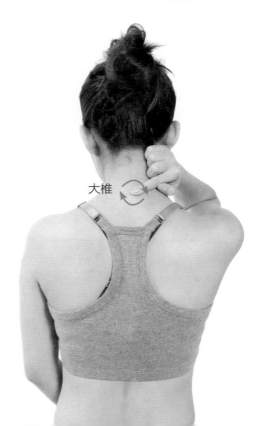

大椎

特效中成药：感冒软胶囊

感冒软胶囊可散风解热，主治外感风寒邪气引起的感冒。症见头痛发热、鼻塞流涕、恶寒无汗、骨节酸痛等。

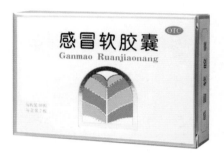

风寒感冒患者一日康复餐举例

早餐	神仙粥（糯米30克），豆腐皮香菜卷（豆腐皮1张，香菜10克）
加餐	苹果1个
午餐	大米饭（100克），草鱼汤（草鱼肉200克、生姜20克）、葱炒牛肉（葱30克、牛肉100克）
加餐	葱姜糖水（葱白10克、生姜5克、红糖20克）
晚餐	鸡汤挂面（挂面50克），酸萝卜老鸭汤（老鸭1只、酸萝卜300克）

风寒感冒特效食谱

神仙粥　驱风寒 | 补阳气

材料　葱白6根，生姜7片，白糯米30克。

做法　将上述材料放入锅中，加水900毫升煮粥，同时加入80毫升的老醋。

功效　调理由风寒引起的头痛、浑身乏力、酸软及发热的症状。此粥一定要趁热食用，患病前3天每天食用。

小贴士

熬此粥，选老一些的生姜效果更好。

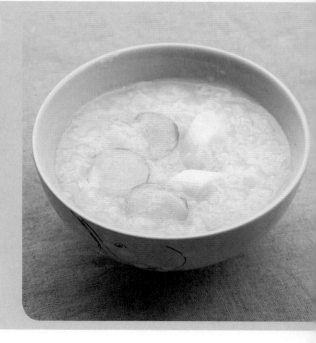

风热感冒，调理当清热益肺

风热感冒多由风热侵体、肺气失和所致

中医认为，风热感冒是由于风热之邪侵体，肺气失和造成的。春季气温回升，很容易风热侵体；夏季室外闷热、室内因开空调比较凉爽，如果突然从室内到了室外，皮肤毛孔不能适应这个温度变化，风热之邪就容易进入人体，造成肺的损伤。

风热感冒的表现症状

发热，汗出不畅，头痛，鼻塞涕浊，口干发渴，咽喉红肿疼痛，咳嗽，痰黄黏稠，舌苔黄。

哪些人容易得风热感冒

平时身体偏瘦，阳气偏亢或者阴血亏虚的人，易患风热感冒。

杨力推荐小处方

桑叶薄荷粥
发汗解表、疏散风热

干桑叶10克、干薄荷5克洗净切碎待用。大米50~100克淘洗干净后入锅，添水适量熬煮至半熟时，加入桑叶和薄荷煮至粥成即可。

风热感冒宜选食材

荸荠 清热化痰 止咳	**莲藕** 清热凉血 治感冒	**苦瓜** 清热解暑 调理感冒

推坎宫：疏风解表，调理风热感冒

用双手食指侧面或指腹，分别从眉头沿着眉心向眉梢方向，以适当均匀的力度，做直线推动100~200次。有疏风解表、提神醒脑的作用，也可缓解感冒症状，辅助调理感冒。

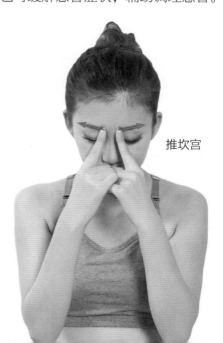

推坎宫

特效中成药：银翘解毒片

银翘解毒片有辛凉解表、清肺透邪的作用，适用于风热感冒、发热头痛、咳嗽、口干、咽喉疼痛等。

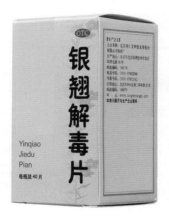

风热感冒患者一日康复餐举例

早餐	薄荷粥（粳米50克，薄荷15克）
加餐	菊花桑竹茶（菊花20克，桑叶10克，竹叶5克）
午餐	米饭（100克），猪瘦肉柴葛汤（猪瘦肉120克、葛根30克、柴胡12克），西芹炒百合（西芹250克，鲜百合50克）
加餐	柠檬汁（300毫升）
晚餐	绿豆粥（绿豆20克、粳米30克），西红柿鸡蛋汤（西红柿、鸡蛋各2个）

风热感冒特效食谱

薄荷粥　疏散风热｜清利头目

材料　粳米50克。

药材　薄荷15克。

做法

1 将薄荷用清水洗净，然后沥干水。

2 粳米淘洗干净，直接放进锅内，加清水适量；先用大火煮沸，再小火慢慢煮，等到米烂粥稠的时候，加入薄荷叶，煮沸就可以了。

功效　薄荷有疏散风热、清利头目的作用，是治疗发热的"专家"，外感风热、头痛目赤、口疮口臭、咽喉肿痛的人最宜常食。

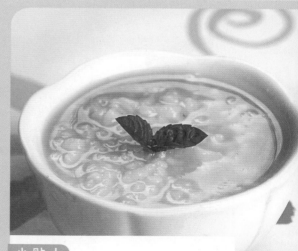

小贴士

大火煮开后，转小火慢慢煨。期间要用勺兜一下锅底，防止粘锅。

肺虚咳嗽，补肺是关键

久咳不愈，多因肺气虚引起

久咳不愈，而且干咳无痰，这种咳嗽不是一般的炎症，也不是燥热、感冒，而是肺虚所致。中医认为，如果气候变化异常，如风太大、湿过盛等，机体不能与之相适应，就会导致肺虚咳嗽的发生。所以，调理肺虚型咳嗽的方法就是补肺。

肺虚咳嗽的表现症状

肺虚咳嗽经常表现为咳嗽不止、干咳无痰、气短气促等。

哪些人容易得肺虚咳嗽

身体虚弱、免疫力低、季节更替总爱感冒的人、体虚老人等。

肺虚咳嗽宜选食材

山药	**雪梨**	**银耳**
益肺气 养肺阴	润燥化痰 润肠通便	滋阴润肺 生津养胃 补虚损

按揉肺俞穴：调补肺气，补虚清热

用两手的拇指或食、中两指轻轻按揉肺俞穴，每次 2 分钟。

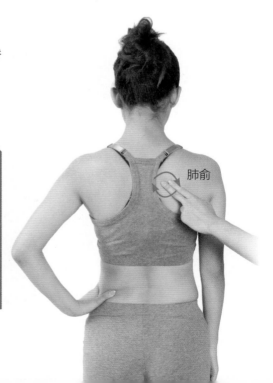

肺俞

杨力推荐小处方

冰糖燕窝粥
治肺虚久咳

燕窝 10 克，大米 80 克，冰糖 30 克。将发好纯净的燕窝放进锅中和大米同熬 1 小时，加入冰糖溶化后即成。

特效中成药：玉屏风颗粒

玉屏风颗粒有益气固表止汗的功效，适用于肺气虚弱引起的感冒、多汗、过敏性鼻炎、上呼吸道感染等。容易感冒，畏风怕冷，稍微活动就出汗较多等人群适合服用。

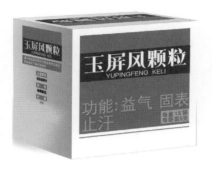

肺虚咳嗽特效食谱

肺虚咳嗽患者一日康复餐举例

早餐	冰糖燕窝粥（燕窝10克、大米80克、冰糖30克），肉夹馍（五花肉300克、面粉500克）
加餐	山芪枸杞茶（怀山药5克、生黄芪5克、枸杞子3克）
午餐	米饭（100克），白萝卜炖羊肉（羊肉500克、白萝卜250克、当归片10克、姜片5克）
加餐	椰浆西米露（西米、椰汁各50克，椰果90克，牛奶180克）
晚餐	二米粥（小米、大米各50克），凉拌木耳（青川小木耳40克，青椒、红椒各10克，香菜5克）

白萝卜炖羊肉 　补肺止咳

材料　羊肉500克，当归片10克，白萝卜250克。

调料　姜片5克，盐3克。

做法

1　白萝卜洗净，切块；羊肉剁成小块，洗净。

2　锅中放羊肉块，加适量水，大火烧开，汆烫一下，捞出羊肉块，用清水洗净。

3　锅中倒入适量水，放入羊肉块、白萝卜块、当归片、姜片，大火烧开，改小火炖至肉质酥烂，加盐调味。

功效　补肺气，止咳。

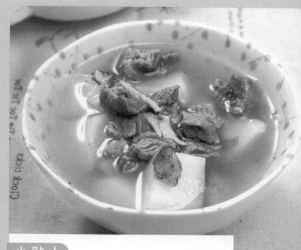

小贴士

制作此菜时，加入几片橘皮，能够去除羊肉的腥膻味。

秋燥咳嗽，润肺祛燥效果好

秋天的燥气，最容易使肺受伤

秋燥咳嗽常发生于秋冬两季。中医常说"秋伤于燥，上逆而咳"。金秋时节，空气干燥，秋与肺相对应。人们的肺与外界是相通的，秋燥能够通过口、鼻、咽或者皮肤毛孔侵入肺中，影响肺脏的清润功能，常会引起咳嗽。

秋燥咳嗽的表现症状

干咳少痰或无痰，咽干鼻燥，恶寒发热，头痛无汗，舌苔薄白而干。

哪些人容易得秋燥咳嗽

自身免疫力差、对疾病抵抗力弱、对环境适应能力弱的人群；老人、儿童等特殊人群。

杨力推荐小处方

鸡蛋银耳羹

滋阴润燥，止咳嗽

取干银耳 60 克，用温水浸泡 20 分钟，去除泥沙、杂质，熬至烂熟。取鸡蛋一个，打散后冲入银耳汤中，加糖即可食用。早晚各吃 1 次，能有效缓解秋燥咳嗽。

秋燥咳嗽宜选食材

花菜	**香蕉**	**雪梨**
健脾养胃 清肺润喉 清热解毒	养阴润肺 缓解咳嗽	清热化痰

掐按列缺穴：补肺止咳

用大拇指指尖掐按列缺穴 3 ~ 5 分钟，以有酸胀感为度。

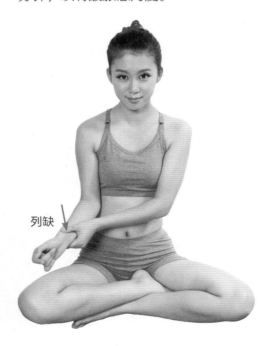

列缺

特效中成药：养阴清肺膏

养阴清肺膏有养阴润燥、清肺利咽的功效，适用于调理咽喉干燥疼痛、干咳痰少、痰中带血等。

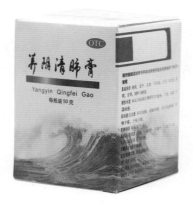

秋燥咳嗽患者一日康复餐举例

早餐	银耳雪梨粥（雪梨200克、大米100克、银耳10克、红枣20克），牛奶（250毫升）
加餐	白萝卜银耳汤（白萝卜100克、银耳10克）
午餐	米饭（100克），雪梨猪肺汤（雪梨1个、猪肺200克），冬瓜玉米焖排骨（排骨400克，冬瓜、玉米各150克）
晚餐	鲫鱼豆腐汤（鲫鱼1条、豆腐300克），银耳冰糖绿豆粥（干银耳30克、绿豆50克、大米50克）

秋燥咳嗽特效食谱

冬瓜玉米焖排骨 　滋补润燥

材料 排骨400克，冬瓜、玉米各150克。

调料 葱段、蒜片、姜片各5克，生抽10克，盐4克。

做法

1 排骨洗净，切块，煮8分钟，捞出，用水冲洗，沥干。

2 冬瓜去皮、去瓤，洗净，切片；玉米去皮，洗净，切大块。

3 锅内倒油烧热，爆香蒜片、姜片，倒入排骨块翻炒几下。

4 再加入冬瓜块、玉米翻匀，加适量开水，盖盖子，水开后转中火焖40分钟。

5 打开盖子，加盐、生抽翻匀，再盖盖子焖10分钟，掀开盖子，放葱段炒匀即可。

功效 滋阴润燥，补肺益气。

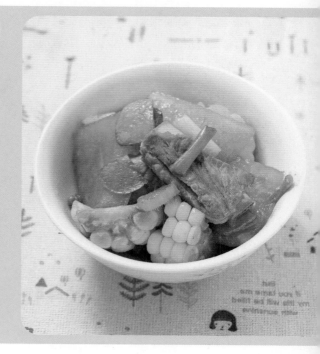

寒性哮喘，调理要宣肺散寒

寒性哮喘主要由风寒犯肺引起

中医认为，哮喘患者体内有非正常的水液停留。如果外感风寒，阳气抵御外邪的能力减弱，阳气不足以维持水液的正常代谢，就会出现咳喘。通常认为，冬季容易发生寒性哮喘。

寒性哮喘的表现症状

寒性哮喘主要表现为突然发病、呼吸急促、喉中痰鸣、烦躁不安、畏寒背冷、喷嚏频频、流涕不止、痰液清稀或带泡沫、小便清长，重者可见呼吸短促、面色苍白、两唇青紫。

哪些人容易得寒性哮喘

身体虚弱的中老年人和小孩。

杨力推荐小处方

南杏仁炖核桃
温肺定喘，化痰

南杏仁10克，核桃肉20克，生姜汁适量，捣烂加适量蜂蜜，炖服。

寒性哮喘宜选食材

南瓜	核桃仁	芥菜
温暖脾肺止哮喘	温肺止喘	宣肺化痰

按压定喘穴：改善肺寒，调理咳喘

用食指指腹或指节同时向下按压定喘穴1~2分钟，以有酸痛感为度。

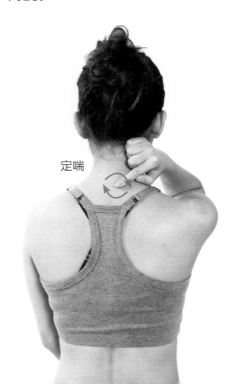

定喘

52

特效中成药：通宣理肺丸

通宣理肺丸有解表散寒、止咳化痰的功效。主治风寒袭肺，内有痰饮之咳喘，症见恶寒发热无汗、喘咳痰稀。

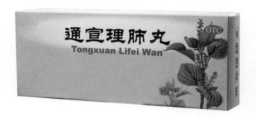

寒性哮喘患者一日康复餐举例

早餐	皮蛋瘦肉粥（大米100克、猪瘦肉50克、皮蛋1个），全麦面包1片
加餐	花生核桃豆奶（黄豆55克、花生仁10克、核桃仁10克、牛奶250克）
午餐	花卷（1个）、胡萝卜圆白菜汤（圆白菜150克，胡萝卜、番茄各50克），红枣百合蒸南瓜（南瓜700克，红枣、鲜百合各40克，蜂蜜20克）
晚餐	生姜羊肉粥（大米100克、熟羊肉60克、姜末15克）

寒性哮喘特效食谱

生姜羊肉粥 温肺祛寒 ｜ 清利

材料 大米100克，熟羊肉60克。

调料 姜末15克，葱末、料酒各5克，盐4克，鸡精少许。

做法

1 熟羊肉切粒；大米浸泡30分钟。

2 锅中加水烧开，放入大米煮成粥。

3 锅置火上，倒油烧热，加葱末、姜末爆香，下羊肉粒稍煸，倒入料酒炒熟，将羊肉粒倒入大米粥中，最后加盐、鸡精调味即可。

功效 生姜、羊肉均可温肺散寒，煮粥食用对调理寒性哮喘有很好的功效。

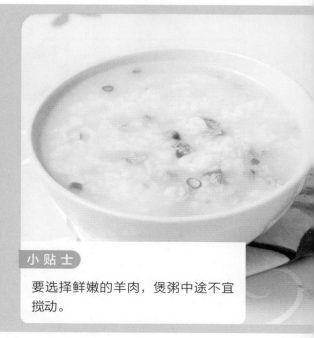

小贴士

要选择鲜嫩的羊肉，煲粥中途不宜搅动。

热性哮喘，需清热化痰

热性哮喘多因肺热炽盛引起

热性哮喘通常是因肺热炽盛，引起痰火阻塞呼吸道所致。调治宜选用清肺平喘的方法。

热性哮喘的表现症状

热性哮喘往往发热、口干、痰黄黏稠，流黄浓鼻涕，昼夜均会发病。

哪些人容易得热性哮喘

肺功能弱、免疫力低、经常伤风感冒的人群。

杨力推荐小处方

黑豆蒸梨

生津润燥，清热化痰

大梨 1 个，小黑豆适量。将梨横切两半，中间剜空，梨盅中用小黑豆填满，上下梨盖合在一起。放在蒸锅上蒸熟，调入适量蜂蜜，即可食用。

热性哮喘宜选食材

柚子	**杏仁**	**黑芝麻**
清热润肺 补血健脾	润肺止咳 养血填精	止咳 化痰

按摩丰隆穴：平气化痰，止咳消喘

用食指指腹按揉丰隆穴，以适当力度按摩 1~3 分钟，每天 3~5 次，可不拘时进行。

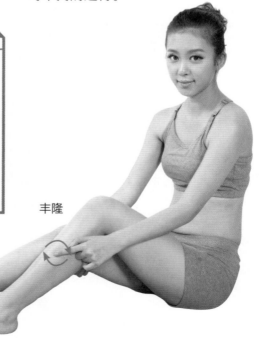

丰隆

特效中成药：咳喘宁口服液

咳喘宁口服液有宣通肺气、止咳平喘的功效，适用于痰热郁结、壅塞气道、肺失肃降所导致的咳嗽、喘证。

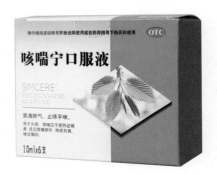

热性哮喘患者一日康复餐举例

早餐	牛奶200毫升，鸡蛋1个
加餐	黑芝麻姜糖膏（黑芝麻200克、生姜20克、冰糖200克、蜂蜜100克）
午餐	米饭（100克），西芹百合（西芹250克，鲜百合50克），肉丝烧蕨菜（猪瘦肉100克，蕨菜250克）
加餐	雪梨1个
晚餐	百合粥（百合50克、粳米100克），枸杞瘦肉汤（枸杞30克、瘦肉200克）

热性哮喘特效食谱

西芹百合　润肺｜平喘｜利尿

材料　西芹250克，鲜百合50克。

调料　蒜末、盐各3克，鸡精、香油各少许。

做法

1　西芹择去叶，洗净切段；鲜百合洗净，掰瓣；将西芹段和百合分别焯烫一下捞出。

2　油锅烧热，下蒜末爆香，倒入芹菜段和百合炒熟，加盐、鸡精，淋上香油拌匀即可。

功效　百合可以清心明目、润肺、美容养颜，西芹可以清热止咳，两者搭配可辅助调理热性哮喘。

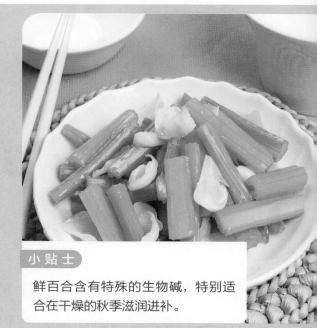

小贴士

鲜百合含有特殊的生物碱，特别适合在干燥的秋季滋润进补。

护肺气、防咳喘的 4 个小方法

中医根据季节变化对人体影响的规律，总结出冬季易损肺气的理论，提醒人们冬季要注意适应天气变化，注重保护肺气，避免发生感冒、咳嗽等疾病。下面介绍 4 种简单易行的补肺气小方法。

吐故纳新法

在空气清新的地方，张开嘴，用力将体内的浊气吐出。

用腹式呼吸补充大量氧气。吸气时把新鲜空气吸入体内，腹部鼓起；吸要吸满，呼要呼尽，切忌憋气。吐故纳新，不仅增大肺活量，还增强机体抗寒能力。

搓鼻法

1. 将两手拇指外侧相互摩擦，有热感后，用拇指外侧沿鼻梁、鼻翼两侧上下按摩 20 次。

2. 按摩鼻翼两侧的迎香穴（位于鼻唇沟内，横平鼻翼外缘中点）10~15 次。每天摩鼻 1~2 遍，能增强鼻的耐寒能力，也可辅助治疗伤风、鼻塞不通。

摩颈法

1. 上身端直，坐立均可，仰头，颈部伸直，用手沿咽喉部向下按摩，直至胸部。

2. 双手交替按摩 15 次为 1 遍，可连续做 2~3 遍。

3. 按摩时拇指与其他四指张开，虎口对着咽喉部，自颏下向下按搓。该方法可以利咽喉、止咳化痰。

梳理胸肋法

双手五指张开呈爪状，指尖和指腹用力，沿着胸部肋骨的缝隙从上到下梳理，双手交叉进行，力道深沉但是要柔和，每次做 10 分钟左右。

第四章

肺主皮毛，肺养好，气色好、皮肤好

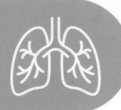

肺者，其华在毛：肺与皮毛的关系

中医学认为：『肝主筋，肾主骨，脾主肉，心主脉，肺主皮毛。』筋的问题，治肝；骨的问题，治肾；肌肉的问题，治脾胃；血脉的问题，治心；皮肤毛发的问题，治肺。

皮毛是抵御外邪的屏障

具体到"肺主皮毛"，皮毛指一身之表，是人体最外面的一层组织，包括皮肤、汗孔、毛发等，是抵抗外邪的屏障。肺气充足，人们的皮肤就会变得润泽光滑，反之就会变得黯淡无光。

肺皮合和，调节体液代谢，滋养皮毛肌肉

体液代谢是人体重要的机能活动之一。津液源自饮食水谷，在其输布、代谢过程中，肺的宣发肃降、通调水道作用很重要。肺功能正常，水液之精微才能输布全身，充养五脏，润泽皮毛，所以说"肺为水之上源"。

肺皮同源，共同完成呼吸运动

肺是人体与外界环境进行气体交换的器官和场所。人体通过肺，吸入自然界的清气，呼出体内的浊气，实现体内外气体的不断交换。与肺相合，皮肤也有散气以调节呼吸的作用。肺与皮肤相互协调，共主呼吸。

皮肤调节体液的主要方式是排泄汗液。正常情形下，肺气充足，宣降得当；皮肤得精津营卫所养，则排汗功能正常，体液代谢也会保持平衡。肺与皮肤协同呼应，共同参与体液代谢的调节。

皮肤与肺共同调节体温

　　体温的相对恒定，是通过对体内产热和散热过程的调节来实现的。散热的主要部位是皮肤，人体散热的第二大器官为肺脏。肺散热的主要方式为蒸发散热和呼气散热。人体散热过程正常与否，取决于皮肤和肺的功能状态。体温的相对稳定，在很大程度上取决于皮肤和肺功能是否正常。

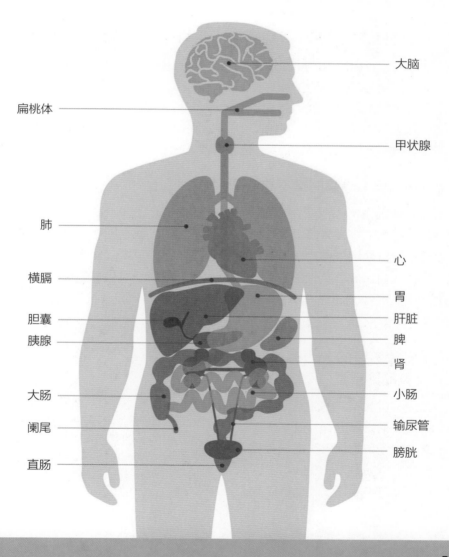

大脑

扁桃体

甲状腺

肺

心

横膈

胃

胆囊

肝脏

胰腺

脾

肾

大肠

小肠

阑尾

输尿管

直肠

膀胱

好皮肤肺作主

培补肺气，让皮肤变得光滑细腻

中医认为，肺与皮毛紧密相连，凡肺之生理功能正常者，其皮肤致密，毫毛光泽，抵御外邪侵袭的能力就会变强；而肺气虚者，皮毛无光泽，多汗而易感冒，容易得皮肤疾患和肺系疾病。

使肺气充足的两位"功臣"：手太阴肺经、足太阴脾经

手太阴肺经和足太阴脾经是人体中的两条经脉。太阴是阴气的一种状态，阴气从小到老要经历3个阶段，即少阴、太阴、厥阴。太阴的作用就是把气血或水谷精微散发到全身。脾能够把精微供应到肌肉，脾气健旺的人多肌肉丰满；肺的位置比脾要高，也可以说比较表浅，所以它供应的部位也表浅，可以供应到皮毛，肺气充足的人，皮肤润泽光滑。

肺和皮毛患病时常不约而同

因为肺主皮毛，两者在患病时经常相互牵扯。体表的表皮受寒邪侵袭，就会影响肺气的宣发肃降功能，从而导致咳嗽、咳痰；同样，肺气亏虚也会导致皮毛抵抗外邪的能力下降，表现为自汗、害怕风寒、易患感冒等。有些女性脸色苍白，或萎黄憔悴没有光泽，或色素沉着、早生皱纹等，就是由肺气虚、津血不能滋润充养肌肤导致的。如果人的肺气足，皮肤就滋润光滑、有弹性。

皮肤不好的人，调补肺气比买化妆品更重要

知道了皮肤和肺的关系，皮肤不好、枯黄又无光泽的人，就不能仅做表面文章，把精力都用在挑选化妆品上。如果肺气不充足，皮肤得不到滋养，涂抹再高级的化妆品也是徒劳。

◗ 补肺气应该选择的食物和中药

皮肤不好的人可以适当多吃一些甘淡质脆的食物，如百合、鲜藕、白萝卜等；也可以在做粥时加入一些清肺养阴的中药，如麦门冬、天门冬、沙参、玉竹等。

皮肤不好宜吃食物			
百合 润肺止咳，美容养颜	鲜藕 清热润肺	白萝卜 清除肺胃积热	白梨 润肺抗燥

皮肤不好宜选中药			
麦门冬 养阴润肺，清心养胃	天门冬 滋阴润燥，清热止咳	沙参 滋阴生津	玉竹 润肺止咳

◗ 健脾胃以补肺

肺和脾都属于太阴，两者是密切相关的，通过补脾的经典方（如四君子汤、参苓白术散等）可以使肺气充足，就是中医常说的"培土生金法"。

◗ 积极乐观的心态很重要

养肺气，要保持积极乐观的心态，因为肺主悲忧，如果心情过于悲观，可以导致肺气郁滞，进一步伤害肺脏的正气，从而引起肺气不足，导致皮肤失去光泽。

小 贴 士

使肺气充分打开的小动作：面部按摩

先用两手拇指外侧相互摩擦，有热感时用两拇指外侧沿鼻翼两侧上下摩擦60次左右，每天1~2遍，有培补肺气、增强肺功能的作用。

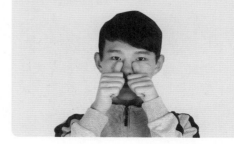

皮肤要保持柔美，少不了滋阴润肺

俗话说女人是水做的，女人都希望自己的肌肤充满"水分"，都希望自己皮肤嫩白。但现实生活中，皮肤干燥是光洁水嫩肌肤的"杀手"。皮肤干燥除了会让皮肤老化、易长皱纹，导致脱皮而破坏肌肤的美感外，还会导致皮肤发痒。要想皮肤好，不是用一些护肤品就能实现的，滋阴润肺才是根本的美颜方法。

❯ 肺脏的阴阳平衡，直接决定我们皮肤、毛发的状态

中医讲，"肺主皮毛"。也就是说，肺脏的阴阳平衡，直接决定我们皮肤、毛发的状态。当肺脏有火、内热不清时，反映在皮肤表面，就是干燥和出油。肺脏和皮肤都是直接接触外部空气环境的，它们以对抗外部环境作为自身调节的原则。秋冬季节开始变冷，但恰恰是肺脏"上火"的季节。干燥的环境，使肺脏的黏膜供水能力吃紧，人会变得容易感冒、咳嗽，而反映在皮肤上，就是干燥、脱皮、毛孔粗大等问题。

❯ 滋阴润肺，解决皮肤干燥等问题

要从根本上解决皮肤干燥的问题，就要滋阴润肺，使肺脏有更充足的体液滋润。当肺脏得到充分滋养，肺泡黏膜不再缺水，皮肤就会滋润起来，毛孔粗大、干燥脱皮等问题就会从根本上改善。

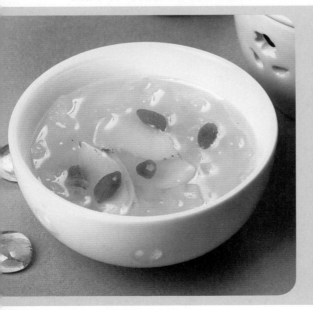

银耳枸杞羹

材料 银耳5克，冰糖50克，枸杞子6克。

做法

1 将银耳放入盆内，用温水浸泡30分钟，待其发透后将蒂头摘去，将杂质拣去。

2 将银耳撕成片状，放入洁净的锅内，加水适量，武火煮沸后，再用文火煎熬1小时，然后加入冰糖、枸杞子，直至银耳炖烂即可。

功效 滋阴润燥，润泽肌肤。

脸色好不好，肺说了算

自古以来，文人墨客常用"面如桃花"形容女性的娇美。桃花一样的面容，除了要拥有白皙、细腻的特点之外，还必须有红润的颜色。

面色苍白、黯黄，不能排除肺虚的因素

无论是健身还是美容都讲究"内调外养"，如果要远离面色苍白、黯黄等烦恼，那就要先把五脏调养好。从中医角度来说，面色苍白、黯黄多是肝肾功能差，气血不足所致，而且不能排除肺虚的因素。因为五行养生学认为，白色入肺，肺又有主皮毛的功能，面色苍白多与肺功能变差有关。所以，那些面色苍白或黯黄的人，除了补血外，还要加强补气养肺。

吃白色食物补肺养颜

在饮食调养方面，补肺的食物首选白色食物，按照中医理论，白色入肺，例如银耳、白豆、山药等；此外，还有一些清肺补肺的食物，例如百合、鲜藕、猪肺、海蜇、枇杷、无花果等。有条件的还可以适当用些药膳，或者用怀山药、北沙参、麦冬、五味子煲汤，再加蜂蜜水调和，常喝有益于补肺气。

莲子红枣美颜粥

材料 莲子15克，红枣、桂圆各5个，百合5克，大米50~100克。

做法

1 百合用少许冷水泡发，红枣、莲子、桂圆和大米一起淘洗干净。

2 将上述处理好的食材一起入锅，加水800~1000毫升，大火烧开后转小火熬煮至成粥即可。

功效 健脾补肾，补气养血，滋阴养肺，红润皮肤。

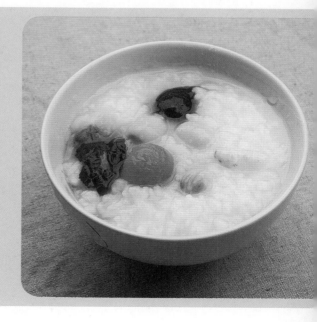

要使皮肤丰满无皱，吃猪皮冻养肺

人们都说"岁月无情催人老"，一般情形下，无论是男还是女，只要经历了岁月的风雨，或是到了一定年纪，身体表面就会出现一道道皱纹，仿佛是岁月这把无形的刀在不知不觉中刻下的一样，所以人们习惯将皮肤上的皱纹称为"岁月的痕迹"。除非保养有术，否则眼角、面容及脖颈等部位皮肤上的皱纹会将你的实际年龄暴露无疑。

▶ 把肺养好，你也能像明星一样有"不老的容颜"

我们在电视上经常看到明星们那一张张"不老的容颜"，总觉得她们身后有一笔笔高额的保养费。其实学会保养并不需要花费多少资金，在我们的身边也有很多"不老神话"，而且他们的保养方法经济且实惠，方法就是把肺养好。养好肺，增强它主行水、主皮毛的功能，身体肌肤得到充足营养，喝饱了水分，自然饱满有弹性，不容易长皱纹。即使到了中年甚至老年，都要比身边的人年轻许多。

▶ 润肤去皱，猪皮比很多高级去皱面霜还好

早在我国古代就已经有人用猪皮来治病、美容了。汉代医圣张仲景在《伤寒论》中指出猪皮具有"和血脉、润肌肤"的功能。猪皮味甘、性凉，可清热滋阴、生津止渴、滋润肌肤、减少皱纹、延缓衰老。

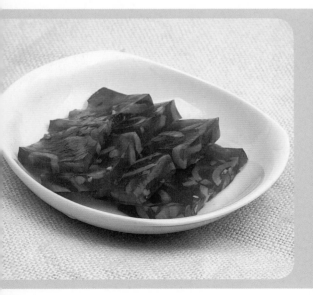

水晶猪皮冻

材料 猪皮 500 克，干百合 40 克，红枣 10 ~ 15 个。

做法

1 将百合泡发，红枣去核洗净；先将猪皮去毛洗净，切作小块。

2 将上述处理好的食材一起放进锅中，添水 500 ~ 600 毫升。熬煮成浓汁，冷却后放置在冰箱中保存。

3 食用时，将它切成薄片，佐酱油、醋等蘸料食用。

功效 滋阴补肺，润肤去皱，养颜。

肺脏排毒养颜小妙招

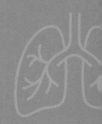

每天 7 杯"养肺水"

由于快节奏的生活，大多数人的饮水量明显不够，很多人常常是口渴了才喝上一杯水，以至于很多人都有口干舌燥、嘴唇干裂的情况，这其实是肺已受伤的表现。中医认为，肺主呼吸，而要保持呼吸顺畅，则需要充足的水分来濡养肺脏。

❥ 成人每天应该喝多少水，才能养好肺脏？

科学研究告诉我们，成人每天应该喝 2000 ~ 3000 毫升水，相当于 7 杯左右，才能达到很好的养肺效果。每天 7 杯水，听起来很简单，但坚持下来也不是件容易事。现在为大家推荐一个"喝水时间表"，帮你轻松达到"饮水指标"。

饮水时间	注意事项
6：30	经过一夜的睡眠，身体已经缺水了，起床前先喝 250 毫升水，不仅能补给肺脏充足的水分，还可以帮助肾脏及肝脏解毒
8：30	清晨从起床到办公室的过程，身体就会出现脱水现象，所以到了办公室后，先喝一杯至少 250 毫升的水
11：00	工作一段时间后，再喝下第 3 杯水，以补充流失的水分，放松紧张的工作情绪
12：50	用完午餐半小时后，再喝一杯水，能够加强身体的消化功能
15：00	喝 1 杯水，可以提神醒脑
17：30	下班前，再喝 1 杯水，缓解一下全天的紧张工作，使肺的呼吸保持均匀
22：00	睡前喝上 1 杯水，不过别一口气喝太多，以免夜晚上洗手间次数多而影响睡眠质量

寅时休息好，容貌才美丽

寅时为凌晨 3 点到 5 点，这正是夜晚与白天交替的时候，也是肺经"值班"的时间。中医认为，经脉起始于肺，人体气机也始于肺经，全身的气血都要经过肺调配至全身。

寅时（3~5时），气血流注于肺经

寅时气血流注于肺经，肺经正旺。肺朝百脉，所有的组织器官都由它来供血，主宣发与肃降，将肝贮藏的新鲜血液输送给身体百脉。

寅时应该是熟睡的状态

对健康的人来说，寅时应该是熟睡状态。可以通过深度睡眠来完成生命由静而动的转化过程，向全身各组织器官输送气血等能量物质。如果寅时没有进入深度睡眠，则精气虚耗得厉害，就会加快衰老。又因为肺位于五脏的最高处，所以，气血运行的趋势总的来说是向

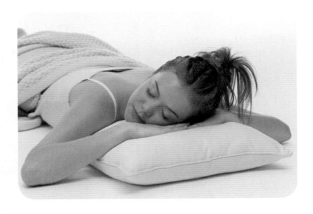

下的。所以，在这个时间熬夜的人，头部气血不充足，会感觉十分困乏，难熬得很。可见，熬夜是违背人体自然规律，是强迫阳气下行的过程。就算是身体强健的人，经常熬夜也会损害健康。所以，应该避免经常熬夜。

寅时睡好觉：养肺经的最好方法

寅时一定要睡好觉，这样才能让肺充分工作。现代医学研究也表明，这个时辰的睡眠有利于生长素、褪黑素等激素的分泌。

睡觉前少吃伤肺阴的食物

睡觉前少吃燥热、辛散之品，以及油炸、肥腻食物，这些食物容易伤肺阴，尤其是在秋季更要注意。

笑一笑，十年少：微笑养颜排毒法

常言道："笑一笑，十年少；愁一愁，白了头。"笑使人健康长寿的作用是从养肺开始的。养肺的方法有许多，"笑"是最"廉价"、最有效的一种。对呼吸系统来说，大笑可以使胸部扩张，人在大笑中还能够不自觉地做深呼吸，调节人体的气机升降，清理呼吸道，使呼吸顺畅，还能够使肺活量扩大，改善肺功能。

❯ 笑能宣泄气机，消除紧张气氛

中医认为"长笑宣肺"。笑不但能使人心情舒畅，还能保持心火不旺，让人心平气和，对肺很有好处。因为心属火，肺属金，火克金，所以火旺对肺脏很不利，心脏不好自然也会影响肺功能。笑能够使气机宣泄，使紧张的气氛消失，抑制悲哀的情绪。

❯ 笑能消除疲劳，祛除抑郁

笑能够消除疲劳，祛除抑郁，缓解胸闷，使体力恢复。发自肺腑的微笑，能使肺气散布全身，使面部、胸部及四肢肌群得到放松。特别是清晨做锻炼的时候，如果能够开怀大笑，能使肺吸入足够的清气，将浊气呼出，加速血液循环，从而达到调和心肺气血、稳定情绪的作用。

❯ 笑对人生，就可保持肺部健康

要保持肺部健康，就要学会笑对人生，可以多看喜剧片，收听相声、小品，多读笑话，使自己笑口常开，健康无忧。

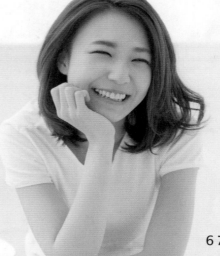

简单的微笑，
就可以排毒养颜

主动咳嗽，清扫肺脏垃圾

　　肺是人体重要的呼吸器官，五脏之中肺最娇嫩。肺最容易被大气污染、居室有毒气体以及不良生活习惯所损伤。为了不让肺脏成为"藏污纳垢"之处，我们可以采用一种简单易行的护肺养肺方法——主动咳嗽。咳嗽是人体的一种保护性反射动作，能够让呼吸道内的异物或痰液顺利排出。

❥ 主动咳嗽可以"清扫"肺脏

　　灰尘等进入肺脏，既损害肺脏，又通过血液循环而"株连"全身，借助主动咳嗽可以"清扫"肺脏。每天到室外空气清新处做深呼吸运动，深吸气时缓慢抬起双臂，然后主动咳嗽，使气流从口、鼻中排出，咳出痰液。

❥ 简便易行的主动咳嗽法

　　晨起、午休或临睡前，在空气清新处做深呼吸运动，深吸气时缓慢抬起双臂，然后主动咳嗽，使气流从口、鼻中排出，再双臂下垂。如此反复10~12遍，可尽量将呼吸道内的分泌物排出。

❥ 先喝一杯温开水，可使咳嗽更有效

　　为使咳嗽更有效，可以先喝一杯温开水，能够稀释痰液。需要注意的是，每次间歇期做几次正常呼吸，可以防止过度换气。

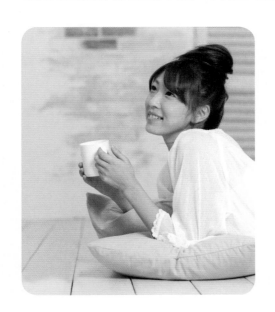

小贴士

咳嗽不一定都是疾病的征兆

谈到咳嗽，很多人将其视为疾病的征兆。其实，咳嗽是呼吸道黏膜受刺激而出现的一种防御性生理反射动作，是人在患呼吸系统疾病后的一种保护性反应。咳嗽能够及时清除气管与支气管内的痰液，保持呼吸道通畅。

唱歌可以宣通肺气

欢歌笑语不仅是治疗百病的"良药"，也是促进体内器官年轻的"灵丹"，对肺很有益。

唱歌时，伸展胸肌，扩张胸廓，使肺活量增加，能促进肺内气体交换，从而消除疲劳、解除抑郁、去掉烦恼，帮助恢复体力和精力。

❯ 唱歌会使人的呼吸有节奏

唱歌的时候，基本呼吸方法是腹式呼吸法，腹部的肌肉得以充分利用，能够促进新陈代谢，同时也可以锻炼腹部肌肉。另外，使用腹式呼吸法的时候，横膈的活动能够调节空气的吸入和呼出量，肺容量增加，脂肪分解时所需的氧气便可以被充分吸收，有助脂肪的燃烧。同时，我们在唱歌的时候，呼吸会加快，有节奏地呼吸，这是由歌曲的节拍决定的。

❯ 古人如何用肺的呼吸来判断经络之气的运行

《难经》说："人一呼，脉行三寸（1寸约3.3厘米），一吸，脉行三寸；呼吸定息，脉行六寸。"古人很早就用肺的呼吸来判定经络之气的运行。经络就是组织液流动的一种通道，肺的呼吸，是推动组织液流动的动力。也就是说，如果想加快经络之气的运行，需要从肺这方面考虑，这就是唱歌能养肺的道理。

❯ 唱哪些歌对肺有好处

《黄帝内经》中说"肺属金，在音为商"。商音，相当于简谱中的"2"。商调式的风格铿锵有力，高亢悲壮，遒劲嘹亮，具有"金"的特性，可入肺。听商调音乐，可以缓解自己的悲愁情绪、改善心情。

平时多听、多唱一些商调式歌曲（乐曲），可以释放心中郁闷、振作精神。代表歌曲有《春江花月夜》《思乡曲》《信天游》《山丹丹花开红艳艳》等。

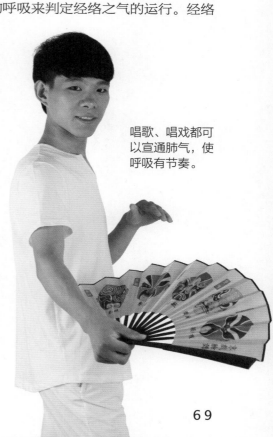

唱歌、唱戏都可以宣通肺气，使呼吸有节奏。

敲敲打打，就能排毒养颜

肺与大肠互为表里，肺经与大肠经是一个小的圆，两条经络一起敲打，既能够通便，又可以排毒养颜。

早晨5~7点气血流注大肠经，这通常是人们起床的时间，所以起床后要喝一杯淡盐水或者蜂蜜水。然后，再敲打肺经和大肠经两条经络，敲打这两条经络可以治疗感冒。鼻塞、打喷嚏、流鼻涕、头痛这些感冒症状一般都是呼吸系统出了问题，有空就敲打一下肺经与大肠经，手臂会有明显酸痛感，然后按摩酸痛点，不知不觉感冒就会好了。

❯ 面部美容排毒敲打法

用十个手指肚敲打整个面部，按照额头、眉骨、鼻子、颧骨、下巴的顺序拍打。再用手掌拍打颈部左前方，手法一定要轻。

❯ 敲打肺经

左手自然下垂，手心向前，用右手握空拳，自左肩窝的位置稍用力敲打，沿着手臂偏外侧一直敲打到拇指指端，在肩窝、肘部、掌根三个位置重点敲打。

❯ 敲打大肠经

左手自然下垂，右手攥空拳敲打左臂大肠经，自食指外侧沿着手臂偏内的路线一直向上敲打到三角肌的位置，要点与肺经相同。

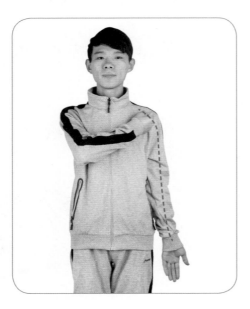 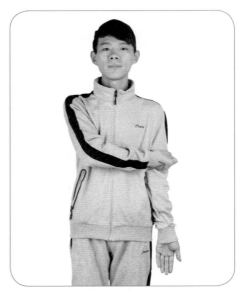

养肺花草茶，喝出好气色

以下精选 4 款花草茶，平时居家或在办公室泡着喝，有较好的养肺驻颜效果。

银耳红枣茶　滋阴，补气血

银耳是常用的滋补食材，具有清肺热、益脾胃、润肌肤的功效；红枣则可补气养血、健脾益胃。

材料　银耳（干品）15 克，红枣 5 枚，冰糖适量。

冲泡　将银耳泡发，与红枣、冰糖一起放入锅中，倒入适量清水煎煮约20 分钟，取汤汁饮用。

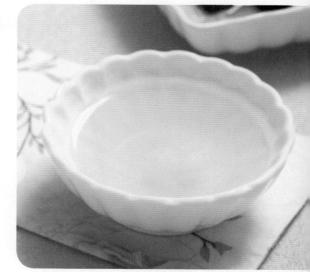

杏仁桂花茶　滋养肌肤

南杏仁有润燥补肺、镇咳化痰、滋养肌肤的作用；桂花不仅可以散寒破结、化痰止咳，还可以润脾醒胃、增进食欲、通宿便。

材料　南杏仁 10 克，桂花（干品）6 克。

冲泡　将南杏仁、桂花一起放入杯中，倒入沸水，盖盖子闷泡约 10 分钟后即可饮用。

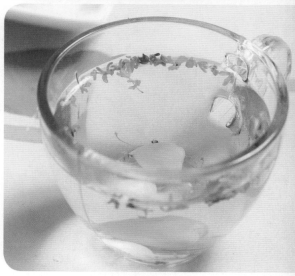

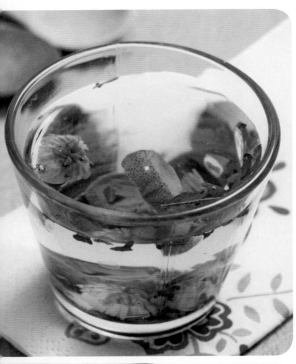

桑菊茶 清肺利咽，明目

　　桑叶、杭白菊均具有疏散风热、清肺润燥、清肝明目的功效；玉竹具有养阴润燥、生津止渴的功效；山楂可以消食除积，调理脾胃。

材料　桑叶、玉竹各2克，杭白菊（干品）4朵，山楂（干品）3克。

冲泡　将上述材料放入杯中，倒入沸水，盖盖子闷泡约8分钟后即可饮用。

小 贴 士

风热感冒者适宜饮用。
外感风寒感冒者不宜饮用。

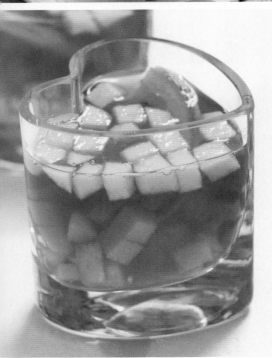

苹果蜜桃茶 润肺燥，去火

　　这款茶饮可以清热去火、润肺化燥、生津止渴。

材料　苹果块、水蜜桃块各25克，鲜柠檬1片，红茶1包，蜂蜜适量。

冲泡　将苹果块与水蜜桃块放入茶壶中，再放入柠檬片、红茶包，倒入沸水，盖盖子闷泡约8分钟，待茶水温热后调入蜂蜜即可饮用。

小 贴 士

食欲不佳者适宜饮用。
伤食泻或湿热泻下者不宜饮用。

第五章

肺喜湿暖畏燥寒，
秋冬护肺，来年打虎

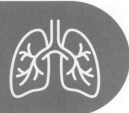

湿润养肺，燥寒伤肺

中医养生讲求阴阳平衡、顺应四时。在春夏两个季节，人体的毛孔是张开的，这时候人体的阳气以外发为主；而到了秋冬季节，身体的主要任务是对阳气进行『收』与『藏』，因此中医理论说『春夏养阳，秋冬养阴』。

秋冬两季，容易出现肺燥阴亏

很多人喜欢用"秋高气爽"形容秋天，其实入秋后有许多令人烦恼的地方。例如，秋冬之际，喉干舌燥、嗓子疼痛、嘴唇干裂等会来骚扰，甚至会出现感冒、咳嗽、支气管炎、支气管哮喘等症状。其实，这都是秋燥在作怪。中医认为，肺喜润而恶燥，燥邪最容易伤肺。要消除身体的各种不适，就要从"润肺祛肺燥"入手。

燥邪是怎么伤肺的

中医认为，肺主秋季，秋天燥邪当令，天气收敛，气候干燥，水分匮乏，而肺作为人体的"娇脏"，天性喜润而恶燥。再加上肺主气司呼吸，开窍于鼻，直接和大自然的空气相通，所以燥邪很容易从口鼻侵入肺脏，从而伤及肺阴。这时，就应该以润肺、祛肺燥为主。

主动饮水是秋季养肺的重要环节

干燥的秋季使人的皮肤每日蒸发的水分在600毫升以上，肺呼吸的日蒸发水分量在300毫升以上，所以主动饮水是秋季养肺的主要环节。饮水固然重要，但饮水也要讲究方法。一次不宜大量快速饮水，要多次少饮，最好在清晨锻炼前和晚上睡觉前各饮水250毫升，白天两餐间可饮水800毫升左右，这样会滋润肺脏。

秋季多吃润肺生津的食物

秋季要多吃些滋阴润燥、生津润肺的果品，如梨、苹果、香蕉、柚子等；还可多吃具有祛燥降火作用的食物，如海带、紫菜、银耳、莲藕等。

常沐浴，能使肺与皮毛气血相通

经常沐浴能够促进血液循环，使肺与皮毛气血相通。秋季洗浴的水温可保持在20~30℃，在沐浴前可先喝一杯淡盐水，沐浴时不宜过分揉搓，以浸浴为主，不要使用碱性过大的肥皂或沐浴露，沐浴时间20分钟左右。

冬季养肺，避寒邪最重要

冬季最显著的特点是寒冷干燥，而肺脏天生喜温润而恶干寒，因此冬天的燥邪、寒邪最容易使肺受伤，导致风寒感冒、咳嗽、肺炎、支气管等呼吸道病症发作。因此，冬季养肺要防止寒邪袭肺，并给肺脏补充足够的水分，让它保持湿润。

冬季常捏鼻预防感冒

中医认为"鼻为肺之窍"，鼻子受了伤害，就会损伤肺。因此，鼻子的保健养生很重要。平时按照一定手法按摩鼻部也能养肺。经常摩擦鼻两侧能使鼻腔血流通畅、温度增高，可使吸进的空气变温，使肺部免受冷空气刺激，避免被咳嗽、感冒盯上。同时，还能使鼻部皮肤柔润、细腻。

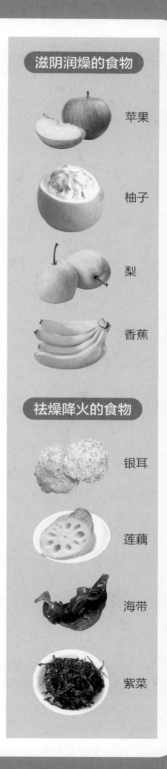

滋阴润燥的食物

苹果

柚子

梨

香蕉

祛燥降火的食物

银耳

莲藕

海带

紫菜

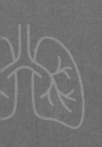

秋天燥气当道，
滋阴润肺最重要

秋季天气干燥，容易损伤皮肤

很多人一到秋天就会出现头痛唇干、皮肤干燥、手足心热、大便干结等现象；还容易患许多肺部疾病，如反复感冒、慢性支气管炎、哮喘等。为什么一到秋天就会出现这些问题呢？

❯ 秋季干燥最伤肺

中医五行养生学认为，秋季和人体的肺相对应。中医认为秋燥最伤肺。因为肺是"上水之源"，同时又是一个"喜湿恶燥"的"娇脏"，它比其他四脏更需要水湿的滋养及濡润，它的头号天敌是"燥邪"。所以，在秋天必须要滋阴除燥，从而保证肺脏的健康，才能免除肤发干燥、口渴咽干，及各种呼吸系统疾病的侵扰。

❯ 银耳是秋季滋阴润肤的佳品

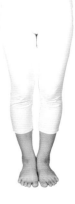

秋季吃银耳，是滋阴润燥的好方法。银耳润而不寒、甘而不腻、补而不滞，适合秋季的平补原则。将银耳制成银耳羹，滋阴润肺效果更佳。具体做法：将银耳撕成小块，水发 1 小时左右，食用时取适量发好的银耳加适量冰糖（糖尿病患者可不加冰糖）用水烧开煮至黏稠即可。

❯ 常做深呼吸，可养阴润肺

深呼吸可以帮助人体吐出浊气，吸入新鲜氧气，改善肺部气血循环，让气血多流通，增加血中的氧气，以促进有氧代谢，增强免疫力，加快对肺部细胞的修复，达到润肺的目的。

具体动作要领：伸开双臂，然后大口吸气，大口吐气。

秋天养肺要早睡早起

秋季万物萧条，人的起居也要在这时随着气候做相应的调整。尤其入夜后，温度降得很快。人们这时不宜在户外乘凉太长时间，避免感受深秋风寒的邪气，要早点入睡。那么，秋季早睡早起有哪些好处呢？

秋季早睡早起，符合"养收"之道

立秋后天气由热渐凉，进入"阳消阴长"的过渡阶段。中秋后，雨水逐渐减少，天气干燥，昼热夜凉，气候寒热变化快，身体一旦出现不适，便容易伤风感冒，旧病也容易复发，所以秋季也称为"多事之秋"。人体的生理活动要适应自然界阴阳的变化，所以秋季必须注意保养内守之阴气，凡起居都不能离开"养收"这个原则。

早卧，顺应阴精的收藏；早起，顺应阳气的舒长

早卧，可以顺应阴精的收藏，以养"收"气。早起，能够顺应阳气的舒长，使肺气得到舒展。

有人对脑血栓等缺血性疾病发病时间做过调查研究，发现这种疾病在秋季发病率较高，发病时间多在长期睡眠的后期，而秋季适当早起，能够减少小血栓形成的机会，对于预防脑血栓发病有很重要的意义。

秋季的睡眠时间：亥时（21~23点）至寅时（3~5点）

秋季最佳的睡觉时间应该是亥时（21~23点）至寅时（3~5点）末，也就是在晚上21点睡下，早晨5点起床。亥时三焦经旺，三焦通百脉，这时候进入睡眠状态，能使身体百脉得到调整，会使人不易被大病盯上，这也是很多百岁老人的共同特点。

中午要增加半小时"美容觉"

午睡被称为美容觉，养颜效果明显。在秋季，除晚上要保证充足的睡眠外，中午午时（11~13点）也要安排半小时睡眠。这不仅能缓解秋困，还能提高下午的工作效率。

小贴士

秋季早晨很适合晨练

秋季的清晨是晨练的最佳时间。秋季的早晨气候较适宜，天高气爽，令人心旷神怡。早起可以选择清幽的地方做晨练，有益于身体健康。秋季早起，呼吸新鲜空气，享受大自然的美，还能够锻炼身体，一举两得。

温和滋润的食物，给肺穿上滋润温暖的"外套"

秋季天气干燥，是肺部最容易受到伤害的时候。这时候应该选用一些补肺润燥的食物，为自己的肺穿上滋润温暖的"外套"。

燥令伤肺，最容易使皮肤受伤

中医认为"燥令伤肺"，燥是秋季的主气，这个季节的人体极易受燥邪侵袭而伤肺。秋燥会导致人阴津耗损，出现皮肤干燥和体液丢失等症状，并伤及人体肺部，时常表现为口干、唇裂、鼻塞、咽痛、干咳，甚至流鼻血或咳出带血的痰等一系列类似上呼吸道感染的"干燥症"。

缓解秋燥，应该选用一些补肺润燥的食物，既能够呵护自己的肺不受伤，还可以滋养肌肤。

> **小贴士**
>
> **秋季吃莲子煲瘦肉，可润燥养肺**
>
> 挑选猪瘦肉250克，再加入莲子20克和适量清水，隔水炖熟，调味即可（隔水炖是指给盛食物的碗等容器盖上盖子，在蒸锅里面蒸）。这道菜除了润燥养肺外，还能够调理神经衰弱、心悸、失眠等。

最适合秋天吃的养肺食物

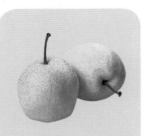

梨

有清热解毒、润肺生津、止咳化痰等功效，生食、榨汁、炖煮或熬膏，对肺热咳嗽、麻疹及老年咳嗽、支气管炎等症有较好的治疗效果。

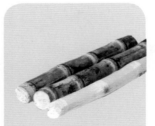

甘蔗

甘蔗汁为解热、生津、润燥、滋养佳品，能助脾和中、消痰镇咳，可用于调理口干舌燥、津液不足、大便燥结、高烧烦渴等病症。

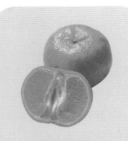

柑橘

柑橘有生津止咳、润肺止痰、醒酒、利尿等功效，适用于身体虚弱、热病后津液不足口渴、伤酒烦渴等病症。

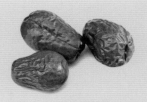

红枣

红枣能养胃和脾、益气生津，有润心肺、补五脏、治虚损等功效，中医常用其调理肺虚咳嗽、烦闷不眠等症。

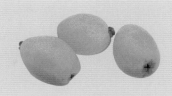

枇杷

枇杷有调理肺热咳喘、吐逆、烦渴的功效。用枇杷和冰糖一起煮汤，可润肺止咳。

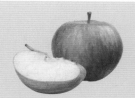

苹果

苹果具有生津止渴、润肺除烦、健脾益胃等功效。多吃苹果，可以润肺生津。

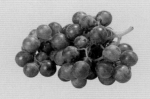

葡萄

葡萄具有补肝肾、益气血、生津液、利小便等功效。生食能滋阴除烦，捣汁加入蜂蜜煎膏，用开水冲服，对烦热口渴尤佳。

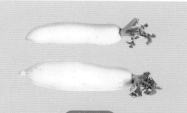

萝卜

萝卜可清热化痰、生津止咳、益胃消食，生食可调理热病口渴、肺热咳嗽、痰稠等病症，若与甘蔗、梨、莲藕等榨汁饮用，效果更好。

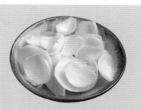

百合

百合是营养丰富的滋补上品，可润肺止咳、清心安神，对肺结核、支气管炎、支气管扩张及各种秋燥病症有较好的疗效。

秋天保持神志安宁，以解秋愁

秋天是一个爱发愁的季节，汉字"愁"，上下结构，上面"秋"，下面"心"，这传达出秋天容易发愁的意思。秋天是收获的季节，也是万物开始凋零的季节。气候的变化会引发生理的变化，所以人们容易在秋天产生"忧愁""悲秋"的情绪。

秋天是万物成熟的季节，也是阳消阴长的季节

《管子》中记载："秋者阴气始下，故万物收。"整个自然界的变化是循序渐进的，立秋的气候是由热转凉的交接节气，也就是阳气渐收、阴气渐长，由阳盛逐渐转变为阴盛的时期，是万物成熟、收获的季节，也是人体阴阳代谢出现阳消阴长的过渡时期。

秋季如何避免"愁从心头生"

秋季的精神调养要做到内心平静、神志安宁、心情舒畅，即使遇到伤感的事，也要主动去化解，避免愁从心头生。

那么，如何才能防止秋愁呢？

第一，生活要有规律，要按时作息，早睡早起，尽量多做户外运动。

第二，要适当多吃一些高蛋白的食物，如鸡蛋、牛奶、豆类、羊肉等，这些食物能使人的大脑产生一种特殊化学物质，有助于消除抑郁情绪。

第三，不要总一个人待在屋里，要多参加一些有益身心的娱乐活动，如唱歌、跳舞、听音乐等，还可与朋友多聊天，这样会使人忘掉忧愁，心情变得舒畅。

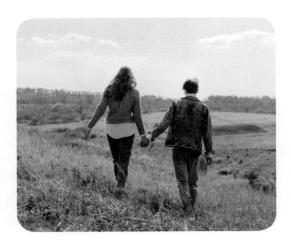

小 贴 士

登高远眺可缓解秋愁

登高远眺可使人心旷神怡，使忧郁惆怅之情一扫而光，从而缓解忧愁。所以，在闲暇时约上朋友或家人趁好天气到山水间感受自然魅力，对于缓解秋天肃杀之气的影响是很有好处的。

秋天嗓子干痒，用桔梗甘草泡水泻肺火

进入秋季后，气候越来越干燥，干燥的天气往往最易使人的嗓子受伤。

❱ 桔梗泡水，可改善咽喉疼痛

中医认为肺上通咽喉，所以肺的生理功能出现问题会累及咽喉。如果是肺阴虚，则会出现咽喉干燥、疼痛的问题。这种情形下可用桔梗泡水喝，能清肺火，改善咽喉疼痛。

❱ 桔梗可宣肺气、清肺火，甘草可泻火

桔梗为临床常用药，能开宣肺气、清肺泻火、祛痰止咳、利咽散结，甘草有清热解毒、泻火的功效，喝桔梗茶可祛除邪热火气，使肺气得宣，则咽喉不适症自然就会消除。

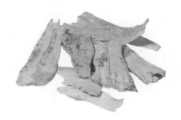

桔梗

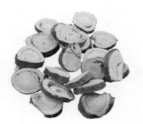

甘草

桔梗甘草茶 宣肺 | 利咽喉

材料 桔梗、甘草各5克。
做法 将桔梗、甘草洗净，放入水杯中，加适量开水冲泡，饮用即可。

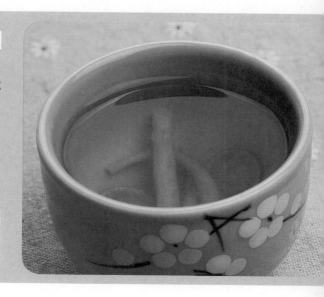

小贴士

阴虚久咳及咯血者不宜喝桔梗茶。

秋天经常用雪梨煮水喝能护肺

肺脏最怕燥邪。秋天气候比较干燥，人经常感觉肌肤发干、嗓子发干，这其实就是燥邪伤肺的表现。预防燥邪伤肺，首先在饮食上少吃辛辣食物，减少身体里的火气，另外可以吃点雪梨来达到滋阴润肺的目的。

❯ 雪梨最主要的功效是滋阴润肺

雪梨水多而滋润，加上其果肉为白色，根据中医五行理论，大部分白色食物都对肺脏有好处，所以雪梨最主要的功效是滋阴润肺。

❯ 雪梨能清热润肺、止咳化痰

中医认为，雪梨可润肺清热、生津止渴，与冰糖一起食用，能够润肺止咳，改善肺阴虚引起的咳嗽、干咳无痰、唇干咽干等症。

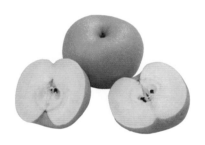

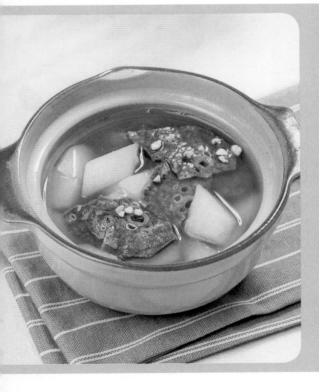

川贝雪梨猪肺汤　生津止渴

材料　猪肺 120 克，川贝母 9 克，雪梨 1 个。

做法

1. 将猪肺洗净切开，放沸水中煮 5 分钟，再用冷水洗净，沥干水分。
2. 将川贝母洗净打碎；雪梨连皮洗净，去蒂和梨心，梨肉连皮切成小块。
3. 各种材料放到沸水锅内，文火煮 1 小时出锅即可。

小贴士

若寒痰、湿痰引起的咳嗽，不宜喝川贝雪梨猪肺汤。

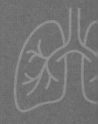

冬季严寒逼人，御寒防病把肺养

肺怕寒冷，冬季养肺宜防寒

冬季天气寒冷、气候干燥，人们随时可能受到呼吸道疾病的"袭击"。所以，冬天要格外注意养肺。

冷空气最易使人伤风感冒

肺脏直接与大气相通，且与皮肤和大肠有密切关系。冷空气到来后，最容易刺激呼吸系统，加上抵抗力减弱，就给病原微生物以可乘之机，使人伤风感冒。而进入冬季后，寒冷天气让人们更愿意在室内生活。为了保暖，室内空气不能得到流通，各种病毒和细菌传播，也使呼吸系统疾病的发病率明显增加。5岁以下的孩子、老人和慢性疾病患者是主要患病人群。

因此，冬季养肺就成了重要事情。

冬季养肺要做好防寒保暖

冬天要随着气温的降低及时增加衣物，以防受寒伤风，以手足温暖，或是出微汗为宜。尤其是背部和足部的保暖工作一定要做好。因为背部是人体督脉循行的主干，有"阳脉之海"的称呼，是人体"阳中之阳"，主管人体一身阳气。做好背部保暖，人体的一身阳气及整个冬天的健康才有保障。

睡前温水泡脚，可提升阳气、预防感冒

俗语说"寒从脚下生"，因为脚离心脏最远，气血循环差，另外皮下脂肪又薄，很容易受凉。若能在睡前用温水泡脚10~15分钟则可提升阳气，预防感冒。

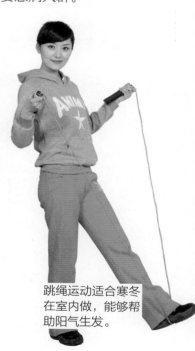

跳绳运动适合寒冬在室内做，能够帮助阳气生发。

冬天养肺要早睡晚起

《黄帝内经》说："冬三月……早卧晚起，必待日光。"冬季应该睡得早、起得晚，等到太阳升起来之后再起床。早卧晚起，能够养护身体的阳气，有养阴补阳、肺肾同养的功效。

冬天不但要养肾，养肺也很关键

常言说"冬日好养肾"，但是肺为"娇脏"，最易受到外界邪气侵犯，冬天一直是伤风感冒，或是原有的呼吸系统疾病复发的高峰季节。所以，冬天不但要养肾，养肺也很关键。肺肾同养，起居上要早卧晚起。保护好身体的阳气，冬天就不容易感冒、咳嗽。

冬季，人也要顺应"冬藏"原则

中医理论认为，人与自然界是一个整体，人要顺应自然界的四时变化，合理安排起居。当太阳升起时，人体的生物钟就会发出指令，交感神经开始兴奋，这就说明你该起床了。

冬季白天短、夜晚长，人也顺应"冬藏"的原则。可适当延长睡眠时间，将作息调整为"早睡晚起"，比其他季节早睡 1~2 个小时，再晚起 1~2 个小时。阳气偏弱的老年人，最好等太阳出来再起床，以避寒邪。否则，很可能因为受寒引发感冒、咳嗽、哮喘等呼吸道疾病，甚至诱发心绞痛等。

早睡晚起不是提倡早晨睡懒觉

睡眠时间过长、睡眠不足，都会导致精神疲劳和身体疲倦，使代谢功能下降而危害身心健康。老年人只需要比平时早 1~2 个小时睡、晚 1~2 个小时起床。

冬季晨练，不宜太早

冬季早晨寒气、浊气很盛，过早晨练容易使人体阳气受到激发而被破坏。阳气被破坏，会影响人体免疫力，容易诱发各种疾病。吸入过多寒气，可能引起咳嗽、流感、支气管炎等病变。

小 贴 士

老人晨练前可喝杯温开水暖身

老年人起床后，先喝一杯温开水，然后在室内做一些简单的小动作，让身体气血运转、完全变暖，等气温稳定后再外出运动。

寒冷的冬天宜吃温补食物

根据中医"虚则补之，寒则温之"的原则，寒冷的冬天可以在膳食中适量地加入性温热且具有补益肺肾功效的食物。

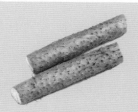

山药

山药有健脾、补肺、固肾、益精的功效，冬天食用可益肺平喘，调理阴虚火旺或肾虚不固引起的遗精、早泄。

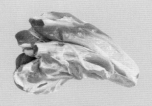

羊肉

羊肉既能御风寒，又能补身体，对风寒咳嗽、慢性气管炎、虚寒哮喘、肾亏阳痿、腹部冷痛、体虚怕冷等有补益效果，最适合冬季食用。

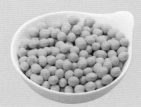

黄豆

黄豆含有丰富的蛋白质和多种人体必需的氨基酸，能够提高人体免疫力，有助于增强体质，同时具有益气养血、润燥消水、健脾和中的功效，是身体虚弱者的补益佳品。

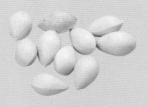

白果

白果为滋阴补气的佳品，李时珍说："白果熟食温肺益气，定喘嗽，缩小便。"取白果仁 10 克，炒后用水煎，加糖，连汤一起食用，可调理肺燥引起的咳喘。

鲤鱼

鲤鱼有健脾益肺、利尿消肿的功效，冬季食用可调理咳嗽、气喘、水肿等病症。

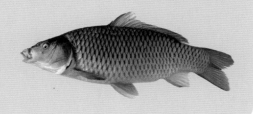

水果变身"热果"，冬季补肺好选择

　　冬天能吃到多种水果是好事，但对于一些体质寒凉、肺胃不好的人来说，吃不对就会起反作用。寒冷的季节，可以将水果热着吃，从而减少对肺和肠胃的刺激。

熬粥

桂圆、葡萄干、红枣等，可以与粥一起煮。
银耳雪梨红枣粥： 滋阴润肺，缓解咳嗽

煮汤

苹果、山楂、梨，都能与冰糖一起煮汤喝。但由于山楂较酸，胃酸偏多的老人要少吃或慎吃。
苹果牛肉汤： 提高免疫力

炖肉

荸荠、桂圆等可以加入肉汤中一起炖，还可以增加肉的美味程度。
胡萝卜荸荠炖瘦肉： 润肺抗燥，美颜

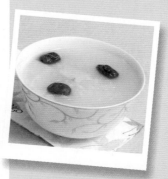
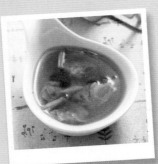
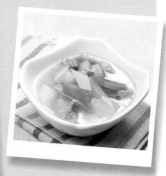

微波炉加热

橙子、苹果、梨等都能够切成小块，经过微波炉加热后食用，也可将其榨成果汁，加热后饮用。

用锅蒸

苹果、红枣、山楂具有很好的补中益气、养血安神功效。尤其是蒸熟的枣，比生枣更容易消化，脾胃功能弱的人可以适当多吃。

做菜

拔丝是水果做菜最常见的方法。将水果切块，用白糖熬成糖浆后，将水果裹上糖浆，拔成丝，如拔丝苹果、拔丝香蕉、拔丝梨等。

冬天怕冷易感冒，喝黄芪牛肉汤补气

一到冬天，有的人虽然比较怕冷，但又容易出汗，受点风还容易感冒。这是什么原因引起的呢？

❥ 气虚的人往往容易感冒

中医认为，体内的"气"具有调节人体体温和控制毛孔开阖的功能，因此，当人"气虚"时，机体调节体温的能力变弱，也不容易控制毛孔的开阖和汗腺的分泌，从而出现怕冷但又爱出汗的症状。气虚的人身体防御能力一般不怎么好，容易感冒，感冒后康复的时间也比别人要长，因此补气是第一要务。

❥ 黄芪补气止汗，牛肉健脾益肾

黄芪具有补气升阳、固表止汗的功效；党参具有健脾补肺、益气养血生津的功效；牛肉有补中益气、滋养脾胃、强健筋骨的功效，适合于气短体虚、筋骨酸软、贫血久病及面黄目眩者食用。

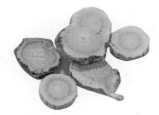

黄芪

参芪牛肉汤　补肺气｜健脾胃

材料　瘦牛肉 1000 克，黄芪 10 克，党参 12 克。

调料　大葱 15 克，姜 10 克，料酒 15 克，小葱 5 克，胡椒粉 1 克，盐 8 克，味精 2 克。

做法

1 将黄芪、党参洗净；装在双层纱布袋内封住口做成中药包。

2 牛肉洗净，切块；姜、葱洗净。

3 砂锅置大火上，倒入鲜汤 1800 克，加入牛肉块、中药包煮沸，撇去浮沫；加姜、大葱、料酒，移至小火炖熟透；拣去中药包、姜、葱；加入精盐、胡椒粉、味精、小葱即成。

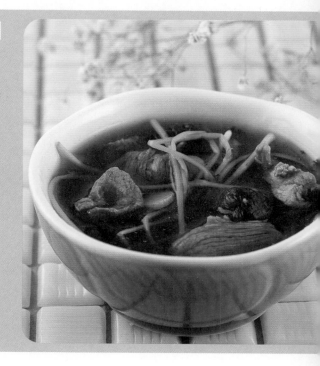

冬季清火润燥，三宝粥来帮忙

寒冷的冬季，气温的下降让人们开始疯狂追逐高热量食物，希望为身体带来更多温暖。同时，空气的干燥和身体中的火气也会使大家备受困扰。冬季不仅要温补，还要润燥。

冬季润燥，首选白色食材

冬季里，吃得过分火热的人们都会受到上火和干燥的困扰，这时候，有针对性地选择润燥的食物就能够滋阴祛火。润燥食品很多是白色的，例如莲子、银耳、梨、百合、白萝卜等，都是能够清肺润燥的食材，搭配煮粥时也可交叉选择，不仅润燥效果好，而且甘甜滋味更佳。

冬季润燥"养肺三宝"：糯米、银耳、莲子

糯米有补养肺气的功效，适宜多汗、血虚、脾虚、体虚、肺结核、神经衰弱等病症患者食用；银耳有滋阴、润肺、益气、强心等功效；带心莲子能清心火、祛除雀斑。

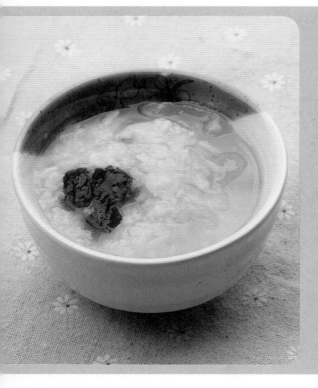

三宝粥 除燥｜润肺｜清火

材料 糯米 100 克，银耳 10 克，红枣 3～4 颗，莲子 12 克，冰糖 4 克。

做法

1 用温水将莲子、红枣泡发、洗净备用，糯米用清水淘洗两遍并沥干水备用。

2 将银耳用温水泡发，摘去根蒂，用手撕成小片备用。

3 在砂锅中加两碗水，放入莲子、银耳和适量冰糖，开中火熬煮，水沸后再加入糯米，并用勺子不断搅拌，防止粘锅。

4 撇去浮沫后盖好盖子，加入红枣转小火熬煮 20 分钟左右即可食用。

秋冬养肺，常做 8 个小动作

秋冬季节天气干燥、寒冷，人容易疲劳、阳气不足。只需在秋冬季常做下面的小动作，就会改善秋燥、温暖身体，抵抗病毒侵入。

发常梳

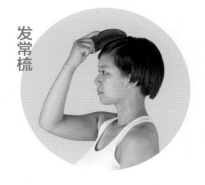

经常梳理头发，能够扩张皮下毛细血管，促进新陈代谢，保持头脑清醒、消除疲劳。

面常擦

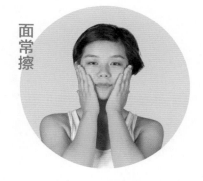

用双手或干毛巾揉搓面部，使面部红润。

齿常叩

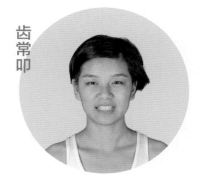

牙齿多活动，相互叩一下，能够保持牙齿健康，有助于缓解疲劳。

呼浊气

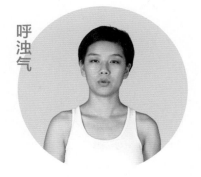

多走出户外呼吸新鲜空气，能够促进血液循环，保持良好的呼吸系统功能。

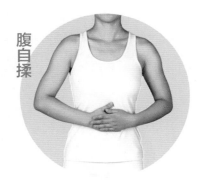

腹自揉

用手掌按摩腹部，适当揉搓可以帮助消化、消除淤积、益气强身。

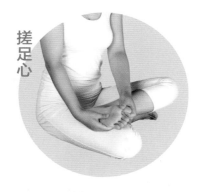

搓足心

每天洗脚按摩足心，能够消浊通络、解除疲劳，起到吐故纳新的效果。

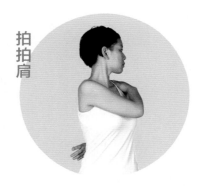

拍拍肩

腰部转动和拍肩相结合，右手掌拍左肩时腰向左转，另一手背拍腰骶部。反过来做也可以。由于肩部有肩井穴，拍打此穴能够起到疏通气息、行气活血的作用。

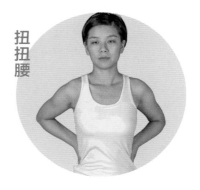

扭扭腰

拇指在前，其余四指在后，腰部向右、向左扭动，接着可以做顺时针或逆时针转动，转动要缓慢有力。

第六章

忧愁伤肺人易老，
好心情提高免疫力

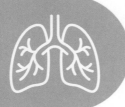

悲忧情绪
伤肺不浅

情绪与肺的健康有密切的关系。平和的心态能让人肺气通畅，不被肺病盯上；而糟糕的情绪则会引发各种肺病，损害人的健康。那么直接对肺有损害的情绪有哪些呢？

忧

中医认为，忧为肺之志。忧，即忧愁，也就是忧思不尽、闷闷不乐，整天一副杞人忧天的表现。忧愁容易引起情志郁闷、精神不振，会导致肺气不利而发生疾病。

悲

《素问·阴阳应象大论》中说："悲伤肺。"悲，是伤感而哀痛的一种情志表现，当人有隐忧或痛苦，很悲伤的时候，往往通过暗耗肺气而涉及到心、肝及心包络等多脏器的病变。如悲哀太过，会引起肺气耗损，可见意志消沉、萎靡不振等症状。悲伤容易引起气滞，微笑可以缓解。

生气

悲、忧可以伤肺，生气也可以伤肺。因为生气会导致肝热，肝热再发展下去就会影响到肺，有肺热的人群通常会失眠，经常失眠的人气血就会比较差，从而引发各种肺病。另外，生气、不良情绪和压抑还会引起心脏病、哮喘等疾病。因此，经常保持平和的心态，心胸宽阔，豁达大度，将有益于维护肺部健康。

肺的想法，你了解吗

肺，最不能受气

生活中，人们生气时常会说"我肺都要气炸了"。肺真的能气炸吗？这得从肺的功能说起。

◗ 肺的呼吸功能正常，才能保证体内气体顺利交换

中医认为，肺在五行中属金，在人体内处于五脏六腑的最高处，负责气的宣发肃降。简而言之，肺主气的功能和呼吸功能类似。只有肺主呼吸的功能正常，才能保证体内浊气顺利排出，大自然的清气能够吸入；若呼吸停止，不能吸入清气，不能排出浊气，体内外的气体不能正常交换，人就会一命呜呼。

◗ 为什么说大怒伤肝，也会伤肺

大怒是伤肝的。"怒则气上"，愤怒之下，肝气上冲，血也跟着上冲，所以人在十分生气时会脸红脖子粗。这股怒气不能发泄，就会在体内郁积，横冲直撞就会伤害肺。这就是中医所说的"诸气愤郁，皆属于肺"。

因为肺主呼吸，"怒火攻肺"时肺气不畅，人就会出现呼吸困难。所以，人们有时会感觉"生气到无法呼吸"。

◗ 月季花桂圆茶，缓解生气对肺的影响

月季花 5 朵，桂圆肉 50 克，蜂蜜适量，将桂圆肉切成碎块，月季花用清水洗净后切成丝。向锅中加入适量清水，水煮沸后将桂圆肉放进锅中；3 分钟后将月季花放入锅中，均匀搅拌，稍煮片刻即可熄火；饮用时加适量蜂蜜调味。

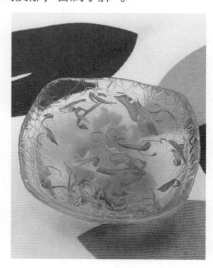

打开紧缩的愁眉，给肺放个假

肺是表达人的忧愁、悲伤等情志活动的主要器官。过度的悲愁情绪，往往会使肺受到伤害，常表现为多咳喘、皮肤变差、人过早衰老等。

❱ 悲愁为什么会伤肺

人在极度悲愁时，会痛哭流涕，这主要是因为肺开窍于鼻，肺主气，为声音之总司。忧愁悲伤、哭泣过多会导致声音嘶哑、呼吸急促等。肺主皮毛，所以悲愁伤肺，还可表现在某些精神因素所致的皮肤疾病上，如情绪抑郁，忧愁悲伤可以导致荨麻疹、斑秃、牛皮癣等。

❱ 化解忧愁，喜是良药

有一个男孩喜欢上了一个女孩，男孩家长不同意。男孩每天都很悲伤，然后就生病了，咳嗽，甚至吐血，这就是典型的忧愁过度伤了肺。

这该怎么办呢？《易经》认为，火克金，心属火，肺属金，心火自然克肺金，所以喜胜悲。针对上面这个案例，只要家里人随了他的愿，让他和那女孩子和好这个病也就好了。所以，当一个人忧愁的时候，要保持心态开朗、胸襟开阔。

❱ 五汁饮，清热养阴、缓解悲愁

梨汁 25 克，荸荠汁、藕汁各 20 克，麦冬汁 10 克，鲜芦根汁 20 克。将上述 5 种汁放进锅内，加适量水，放在大火上煮沸，改小火煮 30 分钟即可。该汁饮有生津止渴、润肺止咳的功效，代茶常饮有缓解悲愁情绪的功效。

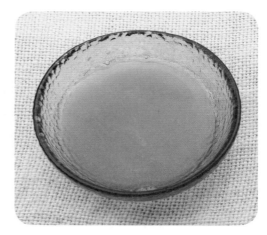

放宽胸怀，令肺无忧

养肺首先要心情舒畅，切忌悲忧伤感，即使遇到伤感的事，也应主动予以排解。

心平气和是养肺的最好方法

通俗地说，心平气和是养肺的最好方法。肺是呼吸器官，而情绪变化表现最明显的地方就是呼吸。呼吸急促、不平稳不仅提高肺的负担，同时也会使身体里的气外泄。因此，精神调养很重要。

多吃些促进肺脏排毒的食物

肺部是最容易积存毒素的器官之一，每天的呼吸将约 8000 升的空气送入肺中，空气中飘着的细菌、病毒、粉尘等有害物质也随之进入肺脏。所以，要时常在空气清新的地方或雨后练习深呼吸，然后主动咳嗽几声，促进肺脏排毒。也可以多吃些黑木耳，黑木耳含有较强吸附力的植物胶质，能够清肺、清洁血液，有效清除体内污染物。

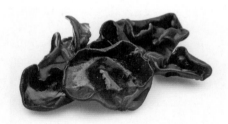

能够清肺、清洁血液的肺脏排毒食物

做一些令人愉快的活动

在日常生活中，当人处于过忧状态时，不妨自己或在别人帮助下想一点令自己快乐幸福的事情，或者做一些愉快的活动，如唱歌、跳舞、看电影或戏剧等，以达到排忧消愁的目的。

快乐人生的法则

记住每个人的名字。

每天赞美三个人。

先向别人打招呼。

像自己希望得到的善待一样善待他人。

意志要坚强，心地要善良。

履行自己的诺言。

让肺开心有妙招

大声吆喝，畅通心肺有活力

我们都有这样的体会，在搬移沉重难动的东西时，大声吆喝能使自己力气倍增，搬动或抬起"庞然大物"。举重运动员有的在试举前要大喊一声，给自己打气，使自己充满激情。在害怕时，大声吆喝可以提高胆量，抑制和消除恐惧的心理。

大声吆喝，有利于肺气的调节

中医认为，大声吆喝有益于健康。因为大声吆喝不仅是声带运动，更是气的运动。在中医看来，气为血之"帅"，能起到推动血液运行的功效。既然大声吆喝不但有利于气的调节，而且又能促进血液的流通，因此可称得上是怡情养气的理想"良方"。

疲劳时吆喝几声

人在非常疲劳时，不妨大声吆喝几声，可以放松神经和肌肉，稳定情绪，改善睡眠，减轻疲劳。在心情忧郁惆怅时，有意识地大声吆喝，能够调节体内激素，调整大脑中紊乱的思维，释放心中的忧愁与烦恼，使情绪在较短的时间内恢复到最佳状态，让人感到心宽神定，豁达舒畅。

受伤后有意识地大声吆喝

身体受伤后有意识地大声吆喝，可以提升体内横膈，促使肺部气体排尽，增加肺活量，让血液得到充足的氧。随着血液循环的加快，身体处于松弛状态，可调节神经中枢，改善大脑兴奋和抑制失调的状态，从而回避和化解伤痛的压力，获得暂时解脱痛苦的感受。

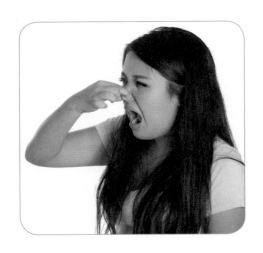

朗读补肺气

不少人一步入中年，就常感到气短乏力，尤其是患有慢性支气管炎、哮喘的人，就更为此感到苦恼了。其实，这都是肺气不足惹的祸。现代医学研究证实，35 岁以后，人体肺活量开始下降，并出现肺虚的情况，表现为咳嗽乏力、畏风自汗、气短、容易感冒等症状。如果中老年人被医生判定为肺虚，可以试试下面这些小方法。

❍ 朗读能够补肺气

朗读可以起到扩胸作用，通过横膈肌的运动，将气吸入肺部，气息冲击声带，产生的声音经过共鸣腔体，进行综合调节。朗读，呼吸量的大小、快慢节奏，都是根据曲调和文章情感需要，进行高低、大小等变化来调整呼吸，这就能让肺气得到调养。但这个方法必须使用适度，用科学的发声方法锻炼，否则适得其反。

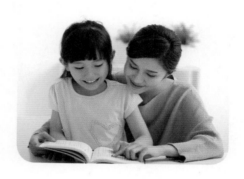

❍ 朗读可缓解哮喘

在人们的印象中，哮喘患者一般不太适合朗读，但有位大妈通过参加朗读社，不仅没有让自身的哮喘加重，反而越读身体越健康。二十多年前，这位大妈患上了哮喘病，治疗后病情有所好转，但从此身体就一直不太好，哮喘不时发作，说话、做事总是觉得"气"不够用。退休后，这位大妈抱着老有所乐的想法参加了社区组织的老年人朗读社。每天两小时的运气、发音练习，让她心情舒畅。坚持一段时间后，她便感觉到说话底气足了，活动起来也不再像以前那样容易出现气喘了。到医院一复查，哮喘病好了不少。其实，不少患者认为唱歌会让呼吸道的压力增加而加重哮喘病情的想法是片面的。唱歌是一种有效的治疗哮喘的方法，因为唱歌时一般采用腹式呼吸，可以减轻哮喘发作时的呼吸困难，使哮喘的痛苦得到缓解。

小贴士

平时吃这些食物，可以补肺气

平时饮食中，可以选择百合、花生、黄芪、党参等食材，帮助润肺补气。但是，黄芪吃多了容易上火，一定要把握好量。

情绪健康，远离肿瘤和肺病

好情绪，能增强免疫力

在生活中，不少人发现自己很容易患肺病，那是因为免疫力低下的原因所造成的。如何提高免疫力呢？除了在饮食方面做出调整之外，心态也很重要。保持乐观的心态就可以增强免疫力。

很多人最初记住"免疫系统"这几个字是源于那个令人恐惧的词"AIDS"，译成中文是"免疫系统缺乏症"，即艾滋病。免疫系统是身体的卫士，如果缺少它会导致非常严重的后果。

免疫系统如何工作

免疫系统是人体中仅次于大脑的复杂系统，它帮助人们抵御外部细菌、病毒等病原微生物的侵入。人们的皮肤、鼻腔黏膜和呼吸道黏膜是身体的第一道防线，病原微生物即使能够通过此道防线，也会马上受到白细胞中的 B 细胞的阻击。B 细胞制造的抗体将消灭入侵的细菌。同时，其他的白细胞，如我们所熟知的 T 细胞，专门对付病毒、寄生虫和癌细胞，它运用有毒的化学成分摧毁那些有害身体的物质，从而保证人体免受伤害。

好情绪让免疫力"起飞"

研究发现，平和乐观的心境可增强人体的免疫力。很多研究都表明，积极乐观的人身心更健康，死于心血管疾病的概率更低，肺部功能也更健全；而巨大的压力会导致对人体免疫系统有抑制作用的激素分泌增多，使机体容易受到感冒或其他疾病的侵袭。

肺癌喜欢坏情绪

防治癌症，积极的心态是很重要的。癌症的治疗方法有很多种，但无论哪一种治疗方法，积极的心态对于患者康复都是非常重要的。

肿瘤喜欢坏情绪

哲学家胡天兰德有一句话："一切不利的影响因素中，最能使人短命夭亡的莫过于不良的情绪和恶劣的心境，如忧虑、恐惧、探求、怯懦、嫉妒和憎恨等。"我们知道每个人体内都有原癌基因，都有可能得癌症，但为什么大多数人不会得？因为人体有一群"健康卫士"叫作淋巴细胞，其中有50亿是特别能战斗可以抗癌的细胞。一个人每天大概产生3000个癌细胞，但多数人并不得肿瘤，这是因为人体的免疫系统是一支军队，肿瘤细胞一出现，就会受到这支军队的攻击。当人体免疫力强大时，就会杀死癌细胞。而研究显示，免疫细胞里的50亿个"抗癌战士"往往被人的精神状态所影响。发现肿瘤细胞后，人体的NK细胞（自然杀伤细胞）就会向肿瘤细胞靠拢，5分钟之内将其杀死。杀死一个癌细胞需要5~10个NK细胞。但当一个人经常情绪低落、生气抑郁时，NK细胞功能就会受到抑制。据测试，情绪经常低落的人，其NK细胞活力会降低20%以上。

难怪在肿瘤患者身上，医生大多可以发现被称作"癌性格"的致病因素，如孤僻、多疑、抑郁、好生闷气、沉默寡言、郁郁寡欢、狭隘嫉妒、急躁易怒等不良情绪，都是癌细胞产生和发展最有效的媒介。因此，从抵抗肿瘤这个角度，保持良好的情绪是非常重要的。

对抗肺癌，心理很重要

学会与肺癌和平共处，做一个没心理压力的患者，包括中晚期的患者，心理状态极为重要。有位先生50多岁，老是咳嗽，去医院检查后医生说很可能是肺癌。后来他知道自己患肺癌后，因为没有思想准备，一下子精神崩溃。每次在病房，他都瞪着眼看天花板，一动不动，结果他手术后3周就去世了。他是被心理压垮的，人一旦没有了心理支柱，很快就垮了。

相反，有一位作家叫苏叔阳，他1993年患肾癌，左肾切除，2001年肺转移，左肺叶切除，2005年患脾肿瘤，接受了大剂量放疗。这个期间他创作了7本著作（300余万字），他说："既然病来了，就把它当作朋友，一起玩呗。"他的做法就是高高兴兴、从容对待。所以这一条对疾病治愈很有效。

别让喜怒哀乐伤了你的五脏

《黄帝内经》中指出"怒伤肝，喜伤心，思伤脾，悲伤肺，恐伤肾"。"喜怒哀乐"情绪的变化，对于人的五脏有很重要的影响。所以，要想五脏健康，就要学会控制"喜怒哀乐"情绪的变化。

五脏与情绪间的对应关系图表

喜伤心

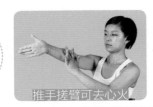

推手搓臂可去心火

人在高兴的时候，气血运行舒缓平和、通达顺畅，但喜不可太过。中医认为"心主神明"，心是情志思维活动的控制和调节中枢，不可过旺，不可过弱。如果出现超常的"喜"，就会扰乱心神，令人举止失常。

怒伤肝

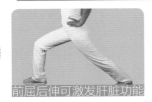

前屈后伸可激发肝脏功能

中医认为，肝主疏泄、条达气机，因此肝气最喜条达舒畅，肝柔则气顺血和，肝郁则气逆血乱。所以当人发怒时，就会损伤人的气机，导致肝失条达，肝气横逆。

思伤脾

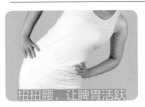

扭扭腰，让脾胃活跃

思虑过度，就会影响消化吸收功能，时间长了还会导致机体气血虚亏。再者"思则气结"，切不可忧思太过，避免造成体内气血郁结、痰湿瘀阻、经脉不通，从而危及身体健康。

悲伤肺

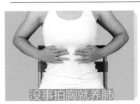

没事拍胸就养肺

《黄帝内经》中说"悲则气消"，就是说悲伤最容易伤肺耗气，因为在脏腑中肺主一身之气。中医认为，气宜聚不宜散，宜藏不宜漏。过度的悲伤，就会造成肺气泄漏和耗散，最终导致身体虚损。

恐伤肾

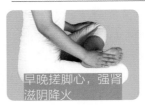

早晚搓脚心，强肾滋阴降火

人在遭遇惊恐时，大多会下肢无力，甚至发生小便失禁。所以《黄帝内经》中说"恐则气下，恐则气乱"。

第七章

养肺驻颜吃法，吃出好肺好心情

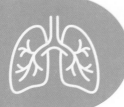

白色、辛味食物： 属于肺的味道

中医学认为，『五色养五脏』，对应白色食物的是肺，所以多吃白色食物可以调养肺脏；在五味当中，辛味与肺相对应，辛味食物可以宣发肺气，肺虚的人可以多吃一些辛味食物。

五行中，白属金，入肺，偏重于益气行气。按照中医"肺为水之上源""肺与大肠相表里"，以及五行中火能克金、金可耗火的理论，白色食物特别是白色的水果蔬菜，大多具有清热、利水、通肠、排便、化痰等功效。

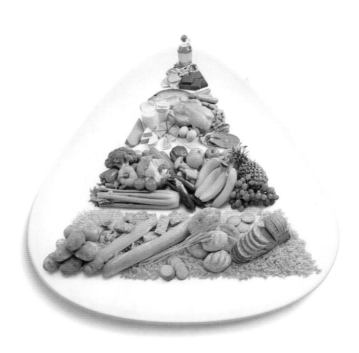

最有效的补肺白色食物：白萝卜和梨

民谚云：十月萝卜小人参。中医认为，白萝卜味辛甘、性凉，入肺、胃经，具有宽胸舒膈、健胃消食、除痰止咳、润燥生津、通利二便等功效，尤其适合肺气肿患者和肺热的人。

梨性寒，味甘，入肺、胃经，有生津解渴、润肺去燥、止咳化痰、利咽生津等功效。

民间称梨"生者清六腑之热，熟者滋五脏之阴"，因此，梨榨汁生吃能够清热泻火，调理咽喉疼痛、便秘尿赤等病症。

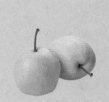

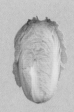
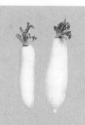

梨
性凉，味甘、微酸，归肺、胃经；润肺、止咳化痰

银耳
性平，味甘，归肺、胃、肾经；滋阴润肺、益气补脑

大白菜
性平，味甘，归肠、胃、肺经；清热润肺，缓解肺热咳嗽

白萝卜
性凉，味辛、甘，归肺、脾经；清除肺胃积热，止咳化痰

辛味食物可养肺

中医认为辛入肺，辛味食物可以养肺。很多人认为辛就是辣，其实在中医眼里，除了辣，腥膻、味冲的食物都算"辛"，例如羊肉、大葱、韭菜等。秋天，肺气虚的人可多吃点辛味的食物，以增强肺气。适量的辛味食品能刺激胃肠蠕动，增加消化液的分泌，并可促进血液循环、祛风散寒、舒筋活血。

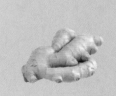
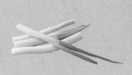
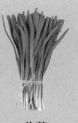
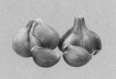

生姜
性温，味辛，归肺、脾、胃经；祛痰止呕、温肺止咳

葱白
性微温，味辛，归肺、胃经；解表散寒，解毒

韭菜
性温，味辛，归肝、肾、胃经；增强肺气

大蒜
性温，味辛，归脾、胃、肺经；养肺护肺，祛痰止咳

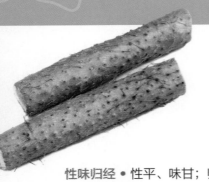

山药
养肺润皮毛

山药又名怀山、薯蓣，肉质洁白细嫩，质地柔滑鲜脆。古籍记载，多食山药有聪耳明目、延年益寿的功效。据载，慈禧为健脾胃而吃的"八珍糕"中就含有山药。

山药可生津益肺、美容养颜

中医认为，山药有生津益肺、健脾益胃的功效。经常食用山药，对于肺虚久咳、虚喘有很好的疗效。山药也是美容养颜的佳品，对健美养颜有独特疗效。

这样吃最养肺

将山药与粳米、糯米熬成粥食用，可以滋养肺脏。

人群宜忌

气短体虚、筋骨酸软、面黄目眩者宜食。
感冒、大便干燥及肠胃积滞者忌食。

最佳营养搭配

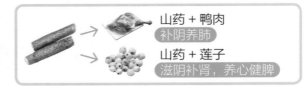

山药 + 鸭肉
补阴养肺

山药 + 莲子
滋阴补肾，养心健脾

性味归经 • 性平、味甘；归脾、肺、肾经

功效 • 养心安神、生津益肺、补脾养胃

主要营养成分 • 胡萝卜素、烟酸、钾、钠、镁、磷

挑选窍门 • 分量较重、须毛多、横切面肉质呈雪白色，带有黏液的山药为佳

食用提醒 • 新鲜山药一定要煮熟煮透，因为山药含有一种碱性物质，在高温下才能被破坏，如果没熟透，口感会发麻，甚至还会引起恶心、呕吐等症状

养肺小偏方

山药甘蔗羹

将 120 克鲜山药去皮蒸熟，捣成泥状，兑入 200 毫升甘蔗汁和匀加热食用，每日早、晚各食用 1 次，2 天吃完。坚持吃几天，有止咳平喘的功效。

杨力私房益肺食谱

百合山药枸杞汤 润肺清肠

材料 山药 150 克，干百合 15 克，枸杞子 10 克，冰糖适量。

做法

1 山药去皮洗净，切小块；干百合、枸杞分别用清水洗净，泡发。

2 锅置火上，倒入适量清水，大火煮沸，放入山药块、百合，改小火煮至山药块熟烂，加入枸杞用小火煮约 5 分钟，加冰糖煮至化开即可。

功效 山药含黏液质和皂苷，有滋润作用，能改善久咳或肺虚症状。搭配润肺止咳、养阴清热的百合做成汤，滋养肺部的功效更佳。

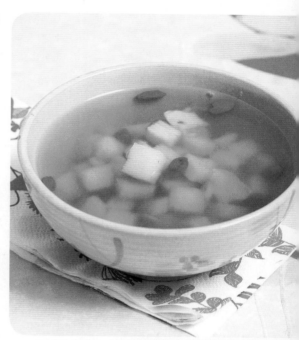

蓝莓山药 滋阴润肺

材料 蓝莓酱 50 克，山药 300 克。

做法

1 山药洗净去皮，切成长短一致的条状。

2 山药放锅中，用大火蒸熟，取出山药后过凉水，至冷却后装盘。

3 蓝莓酱略加些水稀释，淋在山药条上即可食用。

功效 滋阴润肺、健脾开胃。

小贴士

山药接触空气会氧化，所以去皮后的山药可泡在加了少许白醋的水中，以免表面氧化变黑。

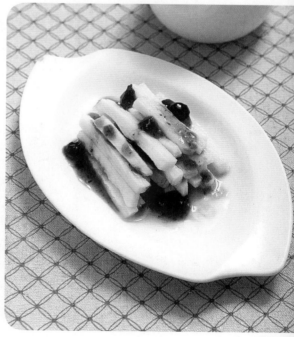

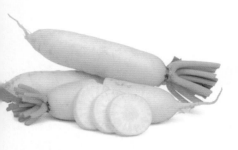

白萝卜
润肺止咳功效佳

白萝卜，一名莱菔，是一种常见的蔬菜，生食熟食均可，其味略带辛辣味，《本草纲目》称之为"蔬中最有利者"，食疗和药用效果皆佳。"萝卜响，咯嘣脆，吃了能活百来岁"等谚语早已广为流传。

性味归经•性平，味辛甘；归肺、脾经

功效•润肺止咳、消食行滞、利尿解毒、醒酒止渴

主要营养成分•含水量较高，约94%，热量较低，含有丰富的消化酶，膳食纤维、钙、磷、铁、钾、维生素C和叶酸的含量也较高

挑选窍门•表皮完整光滑，质地硬实，形状端正无畸形或无明显局部凹凸，须是直直的为佳

食用提醒•白萝卜宜生食，以汁多辣味少者为好，平时不爱吃凉性食物者以热食为宜

白萝卜可润肺止咳、嫩肤抗衰、清肠排毒

中医认为白萝卜具有润肺止咳、消食行滞的功效，经常食用白萝卜有润喉理气、止咳化痰，加快胃肠蠕动、帮助消化的功效。白萝卜富含维生素A和维生素C等各种维生素及膳食纤维，具有防止皮肤老化，润肠排毒的功效。

这样吃最养肺

将白萝卜制成炖盅灌入蜂蜜，清蒸炖制，常食可以缓解冬季干咳。

人群宜忌

哮喘、急慢性咽炎、小儿肺炎等宜食。

脾虚泄泻者慎食或少食；胃溃疡、十二指肠溃疡、慢性胃炎、单纯甲状腺肿、先兆流产、子宫脱垂等患者忌食。

最佳营养搭配

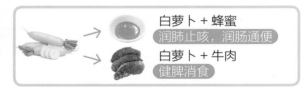

白萝卜 + 蜂蜜
润肺止咳，润肠通便

白萝卜 + 牛肉
健脾消食

养肺小偏方

萝卜陈皮汤

白萝卜500克，陈皮30克，白萝卜切块，陈皮撕成小片，与白胡椒6粒、生姜9克同煮汤即可。

杨力私房益肺食谱

白萝卜银耳汤 润肺止咳

材料 白萝卜、银耳、鸭汤各适量。

做法

1 将白萝卜洗净，切丝，银耳泡发，撕成小块，备用。

2 两者放入鸭汤中，开中小火清炖，注意时间不可过长。

功效 白萝卜含芥子油、淀粉酶和粗纤维，具有促消化、增食欲、止咳化痰的作用；银耳性平，味甘淡；鸭汤滋阴润肺，调理咳喘。三者合一，具有润肺止咳、滋阴养胃、益气安神、强心健脑等作用，能有效缓解"秋燥"等秋后不适，是很好的清补佳品。

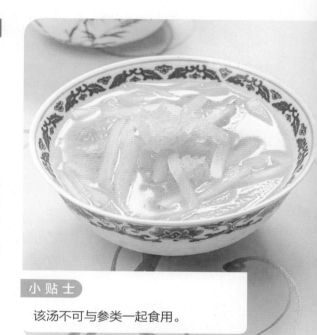

小贴士

该汤不可与参类一起食用。

白萝卜炖鸭 滋阴润肺

材料 老鸭半只，白萝卜半个，生姜1块，料酒、盐各适量。

做法

1 萝卜先削皮，之后和老鸭、玉米、生姜一起洗净切好备用。

2 砂锅内放入大半锅温水，开火，然后放少许料酒，稍后就可依次放入老鸭、白萝卜和生姜片，大火烧开后转小火炖40分钟。

3 放少许盐，即可出锅。

功效 增强免疫力，助消化。

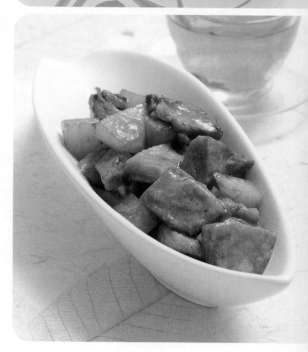

银耳

滋阴养肺，功同燕窝

性味归经 • 性平、味甘；归肺、胃、肾经

功效 • 滋阴、润肺、益气、补脑、强心

主要营养成分 • 多种维生素、糖类、胶质、膳食纤维、微量元素

挑选窍门 • 优质银耳较干燥、色泽洁白、肉相对厚，无酸、臭、异味等

食用提醒 • 有酸味等异常气味的银耳不能吃；银耳受潮后会发霉变质，如发出酸味或其他异常气味，则不能食用；变质发黑的银耳食后易中毒，忌食

养肺小偏方

洋参银耳羹

百合20克，西洋参片3克，天冬10克，银耳15克，先将百合、银耳洗净以温水浸泡30分钟，加适量清水，慢煎熬至银耳烂熟时，加西洋参片、天冬再煮10分钟左右，放白糖，用莲藕粉勾芡即成。适用于急慢性支气管炎、神经官能症、失眠等。

银耳被称为"穷人的燕窝"，燕窝虽为上等补品，但价格昂贵，而银耳的口感、功效、颜色都和燕窝相似，且价格便宜。它既是名贵的营养滋补佳品，又是扶正强壮的补药。历代皇家贵族都将银耳看作"延年益寿之品""长生不老良药"。

银耳可滋阴润肤

银耳中含有酸性异多糖，对支气管炎、肺部感染等有显著疗效。银耳富含天然特性胶质，加上它的滋阴作用，长期服用可以润肤，并有去除脸部黄褐斑、雀斑的功效。

这样吃最养肺

小米半碗，银耳2朵，枸杞1小把，放在一起煮粥。可滋阴养肺。

人群宜忌

适合阴虚火旺、老年慢性支气管炎、肺源性心脏病、免疫力低下、体质虚弱、内火旺盛、肺热咳嗽、肺燥干咳者食用。

外感风寒、出血症、糖尿病患者慎用。

最佳营养搭配

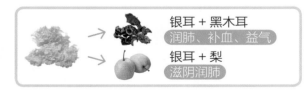

银耳 + 黑木耳
润肺、补血、益气

银耳 + 梨
滋阴润肺

杨力私房益肺食谱

冰糖银耳莲子汤 滋阴润肺

材料 去心莲子 120 克，银耳 20 克。

调料 桂花、冰糖各少许。

做法

1 莲子泡发后用温水洗净，倒入碗中，加上沸水，漫过莲子，上屉蒸 40 分钟，取出备用。

2 银耳用温水泡软，待其涨发后，将根蒂洗净，掰成瓣，上屉蒸熟备用。

3 锅中倒入 1500 毫升清水，加入桂花、冰糖烧沸，将浮沫撇净，放入银耳烫一下，捞在碗中，然后将蒸熟的莲子沥去原汤放在汤碗中，再将冰糖桂花汤倒入碗中即成。

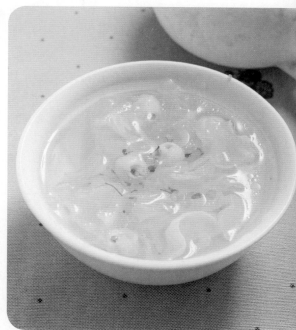

樱桃银耳粥 润肺 | 美肤

材料 大米 100 克，水发银耳 50 克，樱桃 40 克。

调料 糖桂花、冰糖各 5 克。

做法

1 大米淘洗干净，浸泡 30 分钟；樱桃洗净；水发银耳洗净，撕成小朵。

2 锅置火上，倒入清水大火煮沸，加大米煮开，转小火熬煮 15 分钟。

3 加入银耳煮 15 分钟后，再加入樱桃、冰糖、糖桂花，煮沸即可。

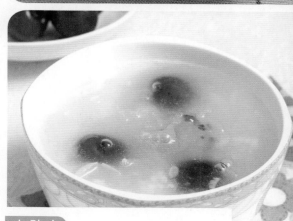

小贴士

樱桃不宜长时间熬煮，因为新鲜的樱桃中含有丰富的维生素 C 等水溶性维生素，长时间高温烹调会降低其营养价值。

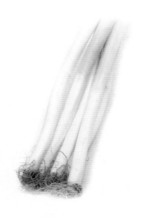

葱白

助肺通阳

葱是常用的调味食材，是一种草本植物，生食味辛辣。医圣李时珍说过，葱白能治"喉中肿痛，气不通畅"。俗话"大葱蘸酱，越吃越壮"，葱里面含有很多营养，可以有效地保护人体。

性味归经 • 性温，味辛；归肺、胃经

功效 • 开胃、杀菌、发汗、散寒，有"菜中和事佬"的雅称

主要营养成分 • 蒜辣素、歧化酶、蛋白质、维生素 B_2、维生素 C、钙、铁

挑选窍门 • 挑直的葱白多的、紧的水分足的，注意，如果捏起来很松，而且表皮都起了褶，说明不新鲜

食用提醒 • 葱白不宜长时间烹煮，因为其所含的大蒜素具有挥发性，长时间烹煮后会流失

葱白可解表散寒、通阳、解毒

中医认为，葱白具有解表散寒、通阳、解毒的作用，有较强的杀菌作用。适用于怕冷发热、恶寒头痛肢冷的感冒及阴寒的腹痛患者的调治。

这样吃最养肺

1. 葱白可与其他润肺食材，如白萝卜一起煮汤食用，用于调养风寒感冒引起的咳嗽。

2. 葱白还可与具有驱寒作用的生姜一起熬煮成汤食用，能除寒邪，宣肺解表，化痰止咳。

人群宜忌

一般人群均可食用，尤其适合因受寒引起的肺部、呼吸道不适，缓解咳嗽等症状。

患有胃肠道疾病特别是溃疡病的人不宜多吃；表虚、多汗者也要忌食。

最佳营养搭配

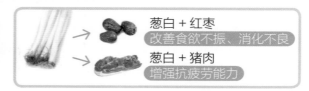

葱白 + 红枣
改善食欲不振、消化不良

葱白 + 猪肉
增强抗疲劳能力

养肺小偏方

神仙粥

糯米 50 克洗净，加适量水与生姜 7 片同煮，煮开一二沸后，加入葱白 30 克，待粥成后加入米醋 20 毫升，搅匀起锅。趁热服下，可驱寒、防感冒。

杨力私房益肺食谱

乌鸡糯米葱白粥 润肺止咳

材料 乌鸡腿 1 只，糯米 250 克。

调料 葱白、盐各适量。

做法

1 鸡腿洗净，切块氽烫后捞出洗净，沥干；糯米淘净，待用；葱白去头须，切片。

2 将氽烫后的乌鸡腿块加 4 碗清水用大火烧开后，改小火煮 15 分钟，然后放入糯米，烧开后改小火煮，糯米煮熟后加入盐调味，最后放葱片焖片刻即可。

功效 乌鸡具有滋阴清热、滋润肌肤的作用，搭配能补养肺气的糯米做成粥，滋养肺部的功效更佳。

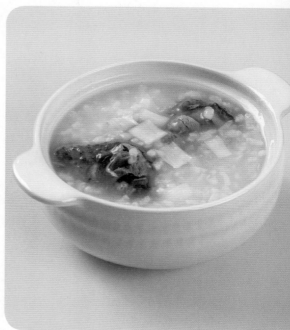

葱枣汤 祛风散寒

材料 红枣 20 个，葱白 30 克。

做法

1 红枣洗净；葱白洗净，切段。

2 将红枣用水泡发，洗净，放入锅内，置火上煮 20 分钟，再加入葱白，继续用小火煮 10 分钟即可。

功效 葱、枣搭配，有祛风散热、健脾养心之功，对春季感冒、咳嗽或神经衰弱、失眠、胸中烦闷有很好的辅助疗效。

小 贴 士

如果觉得味道不好，可以加少量白糖。

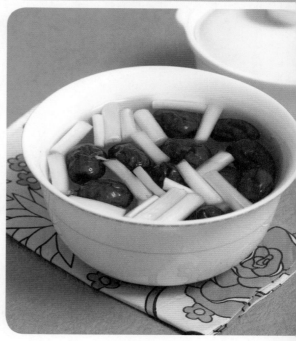

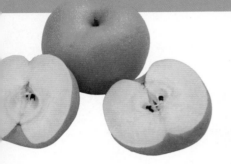

性味归经 • 性凉，味甘、微酸；归肺、胃经

功效 • 清热生津、润燥化痰

主要营养成分 • 胡萝卜素、维生素C、多酚、膳食纤维

挑选窍门 • 梨皮薄而细，没有病虫害、瘢痕或外伤者，为品质好的梨

食用提醒 •《本草纲目》中说"梨甘寒，多食成冷痢"。又说，"多食令人寒中萎困"，所以一忌多食，二忌与油腻之物同食，三忌冷热杂进

雪花梨
补水润肺的"先锋官"

梨自古被推尊为"百果之宗"，具有润肺凉心、消炎降火、止咳去痰之功效。

雪花梨可润肺、抗燥、止咳

中医认为，梨可以清喉降火，增加口中的津液，起到保养嗓子的作用。生食能滋养肺阴，秋天或是空气干燥的时候多吃梨可以润肺抗燥。

这样吃最养肺

生吃梨对急性气管炎和上呼吸道感染患者所出现的咽喉干、痒、痛，音哑，痰稠，便秘，尿赤等症状都有良好的缓解作用。

人群宜忌

咳嗽痰稠或无痰、咽喉发痒干痛者，慢性支气管炎、肺结核患者宜食。

患有胃寒腹泻者忌食生梨；小儿出痘者忌食梨。

最佳营养搭配

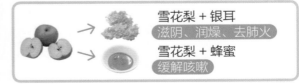

雪花梨 + 银耳
滋阴、润燥、去肺火

雪花梨 + 蜂蜜
缓解咳嗽

养肺小偏方

雪梨荸荠水

因热病引起的口干燥咳、身热烦渴，可以用梨30克、荸荠30克、桑叶10克煮水，有滋阴、清热、止咳的效果。

杨力私房益肺食谱

川贝冰糖炖雪梨 清肺化痰

材料　雪梨 1 个，川贝 10 克，冰糖 20 克。

做法

1 将雪梨洗净，从顶部切下梨盖，再用勺子将梨心挖掉，中间加入川贝和几粒冰糖。

2 用刚切好的梨盖将梨盖好，拿几根牙签从上往下固定住。

3 将梨放在杯子或大碗里，加水，放在锅中炖 30 分钟左右，直至整个梨变成半透明色即可。

功效　清肺化痰，顺气解毒。

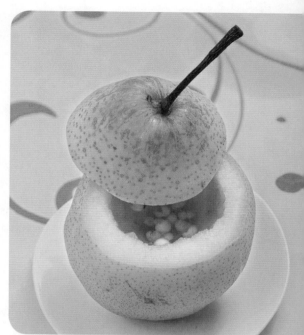

银耳红枣雪梨粥 润燥养肺

材料　雪梨 200 克，大米 100 克，去核红枣 20 克，干银耳 10 克。

调料　冰糖 20 克。

做法

1 干银耳泡发，洗净去蒂，汆烫一下，捞出，撕成小块。

2 雪梨洗净，连皮切块；大米洗净，浸泡半小时；红枣洗净。

3 锅中倒清水烧开，加大米、银耳、红枣煮沸，转小火煮 30 分钟，再加入梨块煮 5 分钟，加冰糖煮至化开即可。

功效　雪梨与银耳一起煮粥食用可润燥、养肺，还有助于肾脏排泄尿酸。

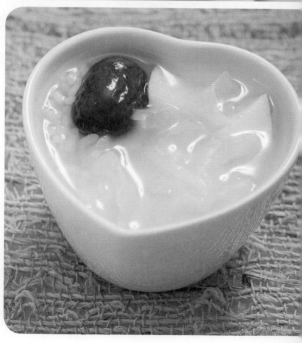

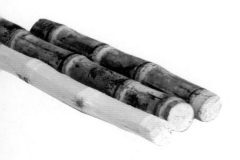

甘蔗

清肺热，生津润燥

　　甘蔗是能清、能润，甘凉滋养的食疗佳品，古往今来被人们广为称赞，就连那些清高儒雅的文人墨客也对其情有独钟。唐代诗人王维在《樱桃诗》中写道："饱食不须愁内热，大官还有蔗浆寒。"将甘蔗的微妙之处表现得淋漓尽致。

性味归经 • 性寒，味甘；归肺、胃经

功效 • 清热除烦、润燥生津、和胃下气、润肺止咳

主要营养成分 • 铁、糖、有机酸

挑选窍门 • 好的甘蔗，比较粗、直，没有斑点和虫咬，两端不缺水、新鲜

食用提醒 • 吃完甘蔗后应漱口，以防止龋齿；发霉变质的甘蔗不宜食用，以免引起中毒

甘蔗可清热解毒、生津止渴

　　中医认为，甘蔗具有清热解毒、生津止渴、和胃止呕、滋阴润燥、润肺润喉等功效，对调理咽喉肿痛有一定作用。

这样吃最养肺

　　1. 榨汁温服。将甘蔗去皮，切块，榨汁温服，能益气滋阴，很适合心脏衰弱患者。

　　2. 甘蔗性寒，煮水食用，可清热解毒、生津止渴、润肺滋阴。

人群宜忌

　　一般人群均可食用。尤其适合低血糖、大便干结、小便不利、反胃呕吐、虚热咳嗽等患者食用。

　　脾胃虚寒、胃腹寒痛者不宜食用；孕妇不宜经常食用。

养肺小偏方

甘蔗萝卜汁

甘蔗汁、萝卜汁各半杯，将 100 克百合煮烂后调入两汁中，每天临睡前饮用 1 杯，可改善因空气污染引起的慢性咽炎。

最佳营养搭配

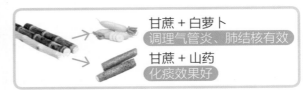

甘蔗 + 白萝卜
调理气管炎、肺结核有效

甘蔗 + 山药
化痰效果好

杨力私房益肺食谱

甘蔗荸荠百合汁 缓解咽喉痛

材料 甘蔗 100 克，荸荠 50 克，百合 5 克。

做法

1 将甘蔗、荸荠去皮，洗净，切碎；百合泡发洗净。

2 将三者放入锅内，加适量水，小火炖煮 60 分钟，冷却后取汁，随需随饮即可。

功效 清热生津、消肿止痛，适用于咽喉炎、扁桃体炎导致的咽干肿痛。

> **小贴士**
>
> 可用隔水炖盅慢炖，口感更好。

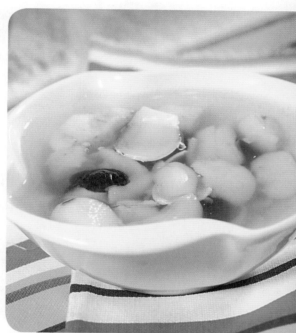

猪骨炖甘蔗 清虚热 | 解燥火

材料 甘蔗 200 克，猪排骨 500 克，胡萝卜 1 根，鲜茅根 100 克，鲜怀山药、莲子各 50 克，干橘皮 13 克。

调料 盐适量。

做法

1 甘蔗去皮洗净后切段，茅根洗净，胡萝卜去皮切块，猪排骨切块焯水冲净。

2 煲内加水适量，先放进干橘皮煮开，将各种食料放入，先用大火煮开，再改小火慢煲 3 小时，调入盐即可。

功效 护肝润肺、清虚热、解燥火。

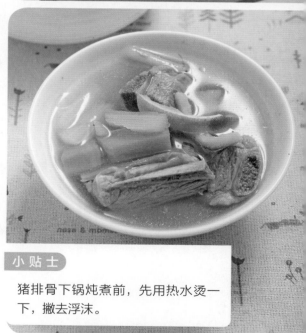

> **小贴士**
>
> 猪排骨下锅炖煮前，先用热水烫一下，撇去浮沫。

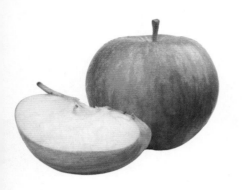

苹果

生津止渴，润肺减肥

苹果在中国已经有 2000 多年的栽培历史，相传夏禹所吃的"紫柰"，就是红苹果，可见中国有苹果已经很久了。苹果是美容佳品，既能减肥，又可使皮肤润滑柔嫩。苹果中的营养成分可溶性大，易被人体吸收，故有"活水"之称，有利于溶解硫元素，使皮肤润滑柔嫩。

性味归经 • 性凉，味甘、微酸；归脾、胃、肺经

功效 • 润肺、生津、健脾胃、止渴、消烦、解暑

主要营养成分 • 鞣酸、苹果酸、果胶、纤维素、多酚

挑选窍门 • 选购苹果时，应挑选大小适中、果皮光洁、颜色艳丽、软硬适中、果皮无虫眼和损伤、肉质细密、酸甜适度、气味芳香的

食用提醒 • 苹果不宜与海产品同食。苹果中含有鞣酸，与海产品同食不仅会降低海产品蛋白质的营养价值，还易引发腹痛、恶心、呕吐等

苹果可生津止渴、健脾益胃

中医认为，苹果具有生津止渴、润肺除烦、健脾益胃、润肠、止泻、解暑、醒酒等作用。

这样吃最养肺

苹果宜带皮食用。苹果中的维生素和果胶等有效成分多分布于皮和近皮部分，所以应该把苹果洗干净带皮食用，尽量不要削去表皮。

人群宜忌

尤其适合肺热咳嗽、便秘、肾病患者多食，女性也应该多吃。

胃寒腹痛、气虚胃寒、大便溏泄及寒痢者不可多食。

最佳营养搭配

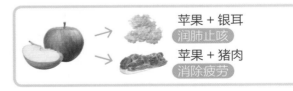

苹果 + 银耳
润肺止咳

苹果 + 猪肉
消除疲劳

养肺小偏方

绿茶苹果饮

苹果 300 克，绿茶粉 15 克，蜂蜜适量。苹果洗净，去皮，去核，切小丁，放入榨汁机中，加入适量饮用水搅打；苹果汁打好后倒入杯中，加入蜂蜜和绿茶粉搅拌均匀即可。这道饮品可预防肺炎。

杨力私房益肺食谱

苹果桂花粥 润肺止咳

材料 苹果2个，大米100克，干
桂花适量。

调料 白糖适量。

做法

1 苹果洗净去皮切块；大米淘净，
用温水浸泡；干桂花洗净泡开。

2 锅里放水，烧开，放进大米煮至
米烂，加入苹果块、干桂花煮熟，
加白糖调味即可。

功效 润肺止咳。

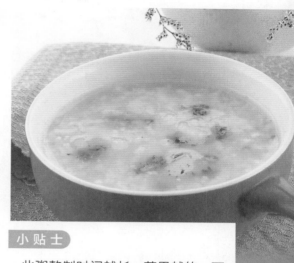

小 贴 士

此粥熬制时间越长，苹果越软，可
以根据个人喜好调节熬制时间。熬
粥时注意用小火，以免熬焦。

苹果蔬菜汁 滋阴润肺

材料 苹果100克，油菜80克，柠
檬30克。

调料 蜂蜜适量。

做法

1 油菜洗净，切小段；柠檬去皮、
去子；苹果洗净、切块。

2 将切好的食材倒入全自动豆浆机
中，加入适量凉饮用水，按下
"果蔬汁"键，搅打均匀后，加入
蜂蜜搅匀即可。

功效 蔬菜加上苹果榨汁饮用不仅可
以润肺，还能排毒。

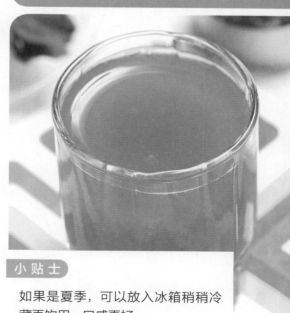

小 贴 士

如果是夏季，可以放入冰箱稍稍冷
藏再饮用，口感更好。

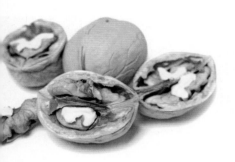

核桃
轻身益气的养肺之宝

核桃又名胡桃，与扁桃仁、腰果、榛子一起，并列为世界四大干果。史料记载，公元319年，石勒占据中原，建立后赵，因"胡桃"有轻蔑"胡人"之意，遂令改称"核桃"，这个名字一直沿用到今天。《神农本草经》将核桃列为久服轻身益气、延年益寿的上品。核桃营养丰富，被誉为"长寿果"。

性味归经 • 性温，味甘；归肾、肺、大肠经

功效 • 补肾固精、纳气定喘、润肠通便

主要营养成分 • 亚油酸甘油脂、亚麻酸、油酸甘油脂

挑选窍门 • 购买时应选择外壳薄而洁净，颜色呈淡黄色或浅琥珀色的核桃，摇一摇，不发出声音的为佳

食用提醒 • 核桃不宜过多食用，因为核桃含有较多的脂肪，脂肪具有很高热量，如果无法充分利用，就会被人体作为胆固醇储存起来，从而损害健康

核桃可益肺平喘

核桃味甘性温，含有多种微量元素，益肺止咳平喘的作用十分明显，在寒冷或者干燥的季节，对慢性气管炎和哮喘病患者恢复有益，对肺气肿也有一定的食疗作用。

这样吃最养肺

核桃与薏仁、栗子等干果同煮粥吃，能补肾益精、润肺生津。

人群宜忌

便秘、动脉粥样硬化、高血压、冠心病、肺虚、尿频、咳嗽等患者适宜食用。

上火、腹泻、阴虚有热者不宜食用。

最佳营养搭配

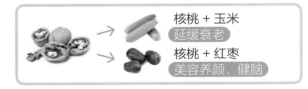

核桃 + 玉米
延缓衰老

核桃 + 红枣
美容养颜、健脑

养肺小偏方

核桃杏仁露
黄豆40克，核桃仁20克，杏仁10克。黄豆、杏仁、核桃仁洗净后一起放入豆浆机中，打成豆浆。这款饮品不仅润肺、止咳，还有美白的功效。

杨力私房益肺食谱

核桃紫米葡萄干粥 （滋阴润肺）

材料 紫米 80 克，核桃仁 30 克，大米 20 克，葡萄干 10 克。

调料 冰糖 15 克。

做法

1. 将核桃仁剁碎；葡萄干洗净；紫米洗净，用水泡 4 小时；大米洗净，浸泡 30 分钟。

2. 锅置火上，倒入清水用大火烧开，加紫米煮沸，加大米改小火熬煮至黏稠，加葡萄干、冰糖继续熬煮 5 分钟，待粥凉后，撒上碎核桃，拌匀即可。

功效 滋阴润肺，美白肌肤。

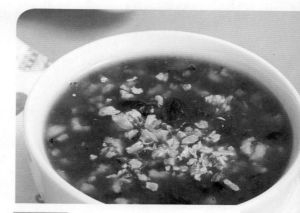

小贴士

紫米富含纯天然营养色素和色氨酸，入水清洗或浸泡会出现掉色现象，因此不宜用力搓洗，浸泡后的红水应随同紫米一起煮食，不用倒掉。

芝麻核桃粥 （润肺补肾）

材料 大米 100 克，核桃仁 30 克，黑芝麻 20 克。

调料 白糖 5 克。

做法

1. 核桃仁和黑芝麻各洗净，碾末；大米洗净，浸泡 30 分钟。

2. 锅置火上，倒入适量清水煮沸，加大米煮沸，改小火熬成粥，放核桃仁末、黑芝麻末煮黏稠，加白糖即可。

功效 核桃仁和黑芝麻富含不饱和脂肪酸，不仅滋阴润肺还可补益肾脏。

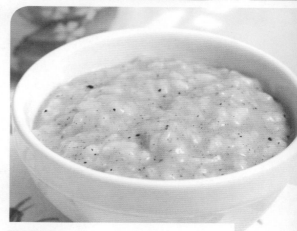

小贴士

黑芝麻也可以先入锅炒熟，待粥成后加入，这样芝麻的香味更浓，吃起来口感更好。

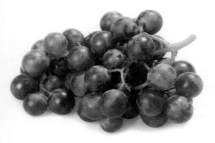

葡萄

葡萄具有很强的抗氧化能力，并可清除体内自由基，抑制炎性物质渗出，有效缓解呼吸道炎症，从而预防肺部感染。

性味归经 • 性平，味甘、酸；归肺、脾、肾经

功效 • 补气血、益肝肾、强筋骨，止渴除烦、通利小便

主要营养成分 • 类黄酮、鞣花酸、白藜芦醇、葡萄糖、果糖等

挑选窍门 • 选购葡萄时要选择颗粒硬实、颜色均匀的

食用提醒 • 吃葡萄后不宜马上喝水，否则会引起腹胀；海鱼、虾、藻类含丰富的蛋白质和钙，如果与含有鞣酸的葡萄同食，易使海产品中的钙质与鞣酸结合形成不易消化的物质

葡萄可有效防癌、抗癌

葡萄具有较强的抗癌性能，其含有的白藜芦醇可以防止健康细胞癌变，并能抑制已恶变细胞扩散，可有效缓解空气中的有害物质对肺的伤害，降低肺癌的发生率。

这样吃最养肺

葡萄最好整粒吃。因为葡萄皮和葡萄子都含有对人体有益的营养成分，所以，吃葡萄时最好整颗吃，吃之前清洗干净即可。

人群宜忌

肺虚咳嗽、盗汗者，风湿性关节炎患者，儿童，孕妇和贫血患者宜食。

糖尿病患者、便秘者、肥胖者不宜多食。

最佳营养搭配

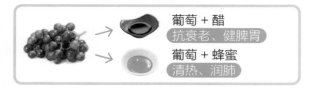

葡萄 + 醋
抗衰老、健脾胃

葡萄 + 蜂蜜
清热、润肺

养肺小偏方

木瓜葡萄汤

葡萄 300 克、木瓜 30 克、冰糖适量，将木瓜用适量清水润透并洗净后切成薄片；葡萄去皮后洗净；冰糖研碎成屑。锅置火上，加入适量清水，将木瓜、葡萄放入锅内，用大火烧沸，再用小火煮 25 分钟后，加入冰糖搅匀即可。

杨力私房益肺食谱

葡萄藕地蜜汁 润肺养肝

材料 鲜葡萄、鲜藕、鲜生地各适量，白沙蜜 500 毫升。

做法

1. 鲜葡萄、鲜藕、鲜生地分别捣烂，各取汁 100 毫升，混合。
2. 加入白沙蜜调匀即可食用。

功效 葡萄中的花青素能够清除自由基、润肺养肺，藕润肺养肝效果很好，鲜生地养阴生津，三者一起食用可补益气血，润肺养肝。

> **小贴士**
>
> 鲜生地性寒，脾虚湿滞的人不宜食用。

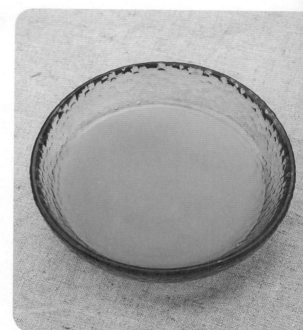

葡萄汁浸山药 抗炎 | 抗感染

材料 葡萄 100 克，山药 100 克。
调料 蜂蜜、白糖、盐各适量。

做法

1. 葡萄洗净，控水；山药去皮，洗净，切块。
2. 取葡萄放入榨汁机打成汁；蒸锅加水煮沸，放入山药，中火蒸 10 分钟后凉凉。
3. 将凉凉的山药倒入盛葡萄汁的碗里，加白糖、蜂蜜、盐调匀，放入冰箱冷藏 1 小时即可食用。

功效 可缓解肺虚咳喘，抗炎、抗感染，预防肺炎。

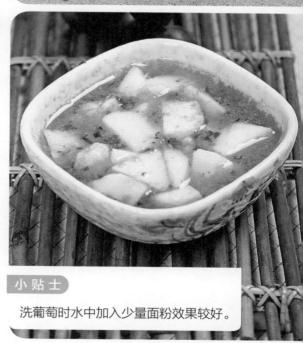

> **小贴士**
>
> 洗葡萄时水中加入少量面粉效果较好。

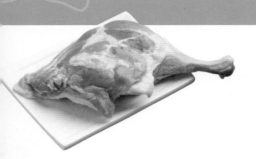

鸭肉

热量低，滋阴又养肺

鸭，又名家凫，别称"扁嘴娘"。鸭肉味道鲜美，富含营养，与鸡肉并称为餐桌上的上乘佳肴。鸭肉也是人们进补的优良食品，鸭肉蛋白质含量为 16%～20%，比畜肉含量高。

性味归经 • 性寒，味甘、咸；归肺、脾、胃、肾经

功效 • 滋阴养胃、利水消肿、健脾补虚

主要营养成分 • 蛋白质、B 族维生素、维生素 E

挑选窍门 • 以肉质光滑平整且饱满、鸭嘴部分呈现均匀鹅黄色、按压有弹性感觉的为佳

食用提醒 • 多食鸭肉，会出现气滞、腹胀等症状，故千万不能多吃；鸭屁股是淋巴最集中的地方，储存了很多细菌、病毒和致癌物，不可食用

鸭肉可滋阴清肺、利水消肿

鸭肉是一种滋阴清补食品，具有清肺补血、利水消肿的功效。

这样吃最养肺

鸭肉适宜与具有润肺功效的食材一起煮汤食用，既可润肺生津，又可补中益气。

人群宜忌

营养不良、食欲缺乏、水肿、体内有热、大便干燥者适宜食用。

受凉引起的胃部冷痛，腹泻清稀、腰痛及寒性痛经者不宜食用。

养肺小偏方

白萝卜鸭肉汤

白萝卜 400 克，老鸭半只，分别洗净、切块后煲汤食用。这两者搭配可润肺生津、健脾养胃、清热理气、滋补身体。

最佳营养搭配

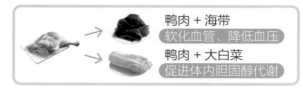

鸭肉 + 海带
软化血管、降低血压

鸭肉 + 大白菜
促进体内胆固醇代谢

杨力私房益肺食谱

荸荠玉米煲老鸭汤 清肺热

材料 老鸭块 400 克，荸荠 100 克，
鲜玉米 1 根。

调料 盐 5 克，葱花、姜片各适量，
香油、胡椒粉各少许。

做法

1 荸荠去皮，洗净；玉米洗净，剁
成段；将鸭肉块入沸水焯去血水，
捞出沥水。

2 煲锅置火上，加入适量清水煮沸，
放入鸭肉块、姜片，大火煮沸后
改小火煲 40 分钟，放入玉米段、
荸荠一同煲至熟，加盐、胡椒粉
调味，撒上葱花，淋入香油即可。

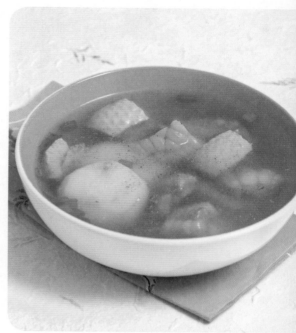

蒜薹鸭丝 润肺补肾

材料 鸭肉 300 克，蒜薹 100 克。

调料 盐、白糖、料酒、植物油、香
油各适量。

做法

1 将蒜薹洗净，切段。

2 鸭肉洗净，余烫，捞出，沥干水
分，切丝。

3 锅内倒油烧热，下鸭丝翻炒，再
加蒜薹段，调入盐、白糖、料酒，
翻炒均匀，淋上香油即可。

功效 润肺补肾，强筋健骨。

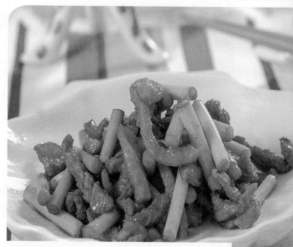

小贴士

蒜薹不宜烹制得过烂，以免破坏其
所含有的辣素，使杀菌作用降低。

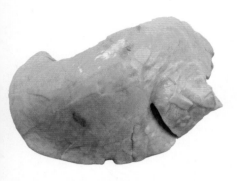

猪肺

以形补形，止咳润肺

性味归经 • 性平，味甘；归肺经

功效 • 止咳、润肺、强身

主要营养成分 • 磷、硒、钠、胆固醇等

挑选窍门 • 表面色粉红、有光泽、均匀，富有弹性的为新鲜猪肺

食用提醒 • 猪肺为猪内脏，里面隐藏着大量的细菌，必须清洗干净。买回来的猪肺不要切开，通过大气管往里面冲水至膨胀，用手抓肺叶用力把水挤出来，反复多次，直至冲洗干净猪肺里面的血水，猪肺变白。再把猪肺切成小块，放盆里冲洗后大火煮熟洗净浮沫，就非常干净了

猪肺即猪肺部肉，色红白。猪肺含有大量人体所必需的营养成分，适宜虚劳瘦弱者食用；适宜脾胃虚弱，食欲不振，泄泻下痢者食用；适宜中气不足，气虚下陷，男子遗精，女子带下者食用；适宜体虚、小便颇多者食用；适宜小儿疳积者食用。

猪肺可治疗肺虚咳嗽

中医认为，食用猪肺可补益人的肺脏。据《本草图经》记载："猪肺，补肺。"猪肺可补虚、止咳、止血，对于缓解肺虚咳嗽、久咳咯血有一定作用。

这样吃最养肺

1. 适于卤、凉拌。可事先将猪肺煮熟后卤或凉拌，如"卤五香肺"。

2. 适用于炖食，如"银杏炖肺"。

人群宜忌

适宜一般人群，尤其适合肺虚久咳、肺结核、肺痿咯血患者食用。

便秘、痔疮者不宜多食。

最佳营养搭配

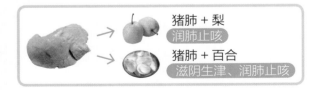

猪肺 + 梨
润肺止咳

猪肺 + 百合
滋阴生津、润肺止咳

养肺小偏方

罗汉果猪肺汤

罗汉果 1 个，杏仁 10 克，猪肺 250 克。用清水将猪肺洗净，切块并挤出泡沫；杏仁用水浸洗去皮；将猪肺、杏仁与罗汉果加水煲汤，加盐后食用。

杨力私房益肺食谱

陈皮蜜枣猪肺汤 润肺化痰

材料 猪肺1个，陈皮1片，蜜枣2枚，杏仁10克。

调料 盐适量。

做法

1 蜜枣、陈皮洗净；杏仁去皮，洗净；猪肺洗净，切块。

2 猪肺放到沸水中煮5分钟。

3 瓦煲内加入清水，用大火煲至水沸，后放进所有材料，改用中火煲两小时，加少量盐调味，即可食用。

功效 清热解毒、润肺止咳，主治口干咽痛、烦躁口渴、肺热咳嗽等病症。

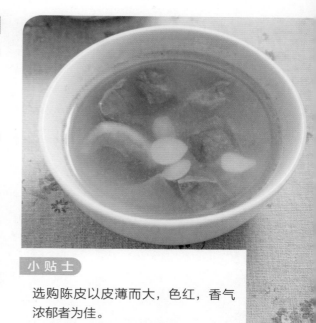

小贴士

选购陈皮以皮薄而大，色红，香气浓郁者为佳。

猪肺萝卜煲 润肺滋阴

材料 猪肺1个，萝卜1个，杏仁10克。

调料 盐、生姜各适量。

做法

1 将猪肺洗净后切成小方块，萝卜洗净去皮，切成0.5厘米厚的片，备用。

2 将锅内水煮沸，把猪肺块放入余烫到没血水为止。

3 将焯过血水的猪肺块放入已经加入水的砂锅，加入杏仁、生姜一起煲。

4 20分钟后，加入萝卜片用中火到小火把萝卜煲软，加盐调味即成。

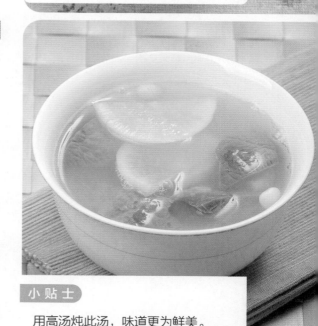

小贴士

用高汤炖此汤，味道更为鲜美。

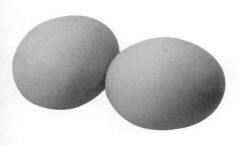

性味归经 • 性凉,味甘;归心、肺经

功效 • 滋阴清肺、止咳、止痢

主要营养成分 • 卵磷脂、氨基酸

挑选窍门 • 选购时,握住鸭蛋左右摇晃,不发出声音的就是好鸭蛋

食用提醒 • 不宜食用未完全煮熟的鸭蛋。因为鸭子容易患沙门菌病,鸭子体内的病菌能够渗入到正在形成的鸭蛋内。只有经过一定时间的高温处理,这种细菌才能被杀死,因此鸭蛋在开水中至少煮15分钟才可食用

养肺小偏方

腌咸鸭蛋

将鸭蛋200克放在白酒中浸泡片刻,再捞出来均匀撒上一层盐,然后放入透明的塑料食品袋中密封,放在阴凉干燥处,10天后即可食用。咸鸭蛋可养胃生津、滋阴润肺。

鸭蛋

滋阴清热,呵护肺脏

鸭蛋又名鸭子(《齐民要术》)、鸭卵(《南史》)。为鸭科动物家鸭的卵,主要含蛋白质、脂肪、钙、磷、铁、钾、钠、氯等营养成分。鸭蛋有滋阴清热、生津益胃、养肺的功效。

鸭蛋可滋阴、生津

鸭蛋主治肺阴亏虚,干咳少痰、咽干而痛等,以及胃阴亏虚,口干而渴、干呕、大便干燥等。

这样吃最养肺

1. 新鲜鸭蛋可用炒、蒸、煮等烹饪方式,均有滋阴润肺的作用。

2. 做成咸鸭蛋食用时,宜搭配清淡饮食,同时减少用盐,才不会造成身体负担。

人群宜忌

适合于病后体虚、燥热咳嗽、咽干喉痛、高血压、腹泻痢疾等患者食用。

中老年人不宜多食久食,儿童不宜多吃,肾炎患者忌食。

最佳营养搭配

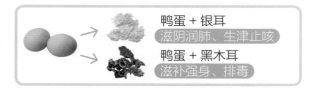

鸭蛋 + 银耳
滋阴润肺、生津止咳

鸭蛋 + 黑木耳
滋补强身、排毒

杨力私房益肺食谱

鸭蛋青葱汤 缓解咽喉肿痛

材料 鸭蛋1~2个，青葱（连白）数根。

调料 冰糖适量。

做法

1 青葱洗净后，和煮熟的鸭蛋一同放入锅中，加水适量同煮。

2 出锅时，加适量冰糖调匀，吃蛋饮汤。

功效 消炎止痛，辅助调理慢性咽炎。

小贴士

不喜欢鸭蛋的腥味，可以在烹调时加少量黄酒去除。

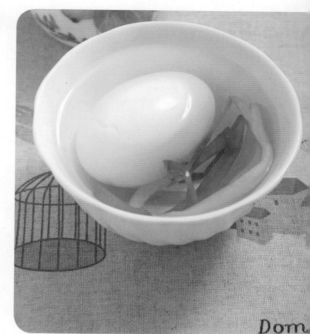

茶叶蛋 润肺滋阴

材料 鸭蛋6个，大料2块，桂皮、陈皮、姜各1块，桂枝、香叶各1匙。

调料 老抽、冰糖各1匙，盐适量。

做法

1 将各种香料清洗干净，装入料包中封口，锅内加水适量，再加入调料和料包，将鸭蛋放入。用大火煮沸，再转小火煮40分钟。

2 将煮熟的鸭蛋凉凉，剥皮后放进煮好的汤卤中，小火煮10分钟，关火后即可。

功效 滋阴润肺，缓解咳嗽。

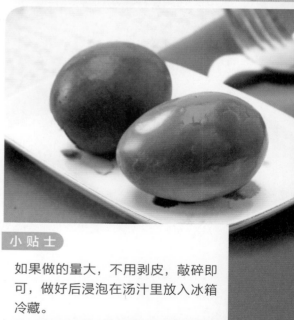

小贴士

如果做的量大，不用剥皮，敲碎即可，做好后浸泡在汤汁里放入冰箱冷藏。

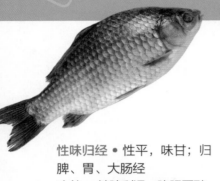

性味归经 • 性平，味甘；归脾、胃、大肠经

功效 • 健脾利湿、降胆固醇、强身健体、通乳

主要营养成分 • 蛋白质、不饱和脂肪酸

挑选窍门 • 优质鲫鱼好动、反应敏捷，体表有一层透明的黏液

食用提醒 • 处理鲫鱼时，应该去掉咽喉齿，这样做出的鲫鱼泥腥味不会太重

养肺小偏方

木瓜莲子鲫鱼汤

木瓜一个，去皮、切块；莲子20克，洗净、浸泡4小时。鲫鱼两条洗净、去杂，入油锅慢火煎至微黄后入砂锅，放入莲子和木瓜块，加入适量清水大火煮沸后转小火，慢炖1小时，加盐调味即可食用。这道汤可清心润肺。

鲫鱼

益气、润肺、健脾

鲫鱼是常见的淡水鱼类，其肉质细嫩，味道鲜美，有较高的营养价值。民间常用鲫鱼汤催乳。鲫鱼味甘、性平，具有和中补虚、除湿利水、温胃进食、温中下气的食疗功效。

鲫鱼可增强人体抗病能力

鲫鱼蛋白质齐全，易于消化，为人体良好的蛋白质来源，常吃可以增强肺部的抗病毒功能，增强人体抗病能力。

这样吃最养肺

鲫鱼含有较多的核酸以及全面而优质的蛋白质，清蒸或做汤是最适宜的烹饪方式，能够使营养保留得更加完整。

人群宜忌

营养不良性水肿、脾胃虚弱、肺功能减弱的患者宜食。

皮肤病患者、感冒发热者不宜多吃。

最佳营养搭配

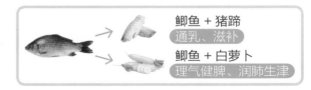

鲫鱼 + 猪蹄
通乳、滋补

鲫鱼 + 白萝卜
理气健脾、润肺生津

白萝卜鲫鱼汤 调肺化痰

材料　鲫鱼1条，白萝卜100克。

调料　盐、料酒、胡椒粉、葱段、姜片各适量。

做法

1 鲫鱼去鳞、鳃及内脏后洗净备用。

2 白萝卜去皮洗净，切丝，焯水后凉凉备用。

3 锅内加油烧热，放入葱段、姜片爆香，再放入鲫鱼略煎，添水，加白萝卜丝，大火煮沸后转小火再煮。

4 待鱼汤呈乳白色时，加入盐、料酒、胡椒粉，煮开即可。

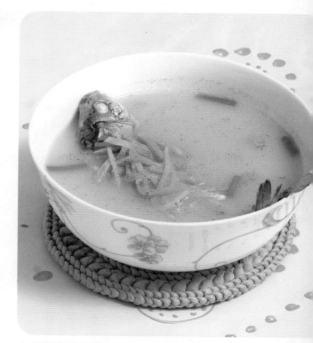

回锅鲫鱼 养肺消炎

材料　鲫鱼400克，青蒜30克，青椒片、红椒片各10克。

调料　豆瓣酱30克，甜面酱、料酒各10克，干红辣椒、葱段、姜片、蒜片、白糖、老抽各5克，盐、淀粉各适量。

做法

1 鲫鱼收拾干净剁成块，用料酒、姜片、盐和淀粉抓匀，腌渍15分钟；青蒜洗净切段；干红辣椒切段。

2 锅内倒油烧热，下鱼块炸黄捞出。

3 锅内留底油，烧热后下豆瓣酱炒香，下葱段、蒜片和干红辣椒段爆炒，倒入鱼块，加老抽、白糖、甜面酱翻炒均匀，放入青蒜、青椒及红椒片炒熟。

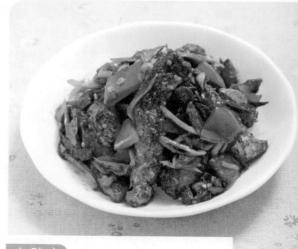

小贴士

鲫鱼入锅前，可用生姜在锅壁涂一下，防止粘锅。

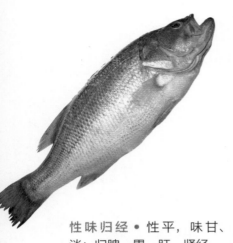

鲈鱼

清肺止咳，益肝补肾

鲈鱼俗名四鳃鱼、花鲈，具有生长快、适应性广、抗病能力强、肉质鲜美等特点。鲈鱼血中含有较多的铜元素，铜能维持神经系统的正常功能、促进新陈代谢。鲈鱼具有滋补肝肾、益筋骨、和肠胃、治水气、安胎的食疗作用。

性味归经 • 性平，味甘、淡；归脾、胃、肝、肾经

功效 • 补脾胃、益肝肾、安胎

主要营养成分 • 蛋白质、维生素 A、B 族维生素、钙、铜等

挑选窍门 • 新鲜鲈鱼鱼身偏青，鱼鳞有光泽，翻开鳃呈鲜红色，表皮及鱼鳞无脱落。鲈鱼以 750 克大小为宜，太小的肉少，太大的肉质粗糙

食用提醒 • 鲈鱼的内脏不能食用，而且其身上有寄生虫，千万不能生食

鲈鱼可缓解咳嗽症状

咳嗽可以吃鲈鱼，因为鲈鱼有化痰止咳的作用，但是不要吃麻辣、煎炸或者是太咸太油的鲈鱼，蒸煮的方式最为适宜。

这样吃最养肺

清蒸鲈鱼是最营养健康的吃法，口感清香，细嫩爽滑，有润肺止咳的功效。

人群宜忌

小儿消化不良，脾虚泄泻，肺炎、呼吸道疾病患者，妊娠水肿、胎动不安的孕妇宜食。

患有皮肤疮肿者忌食。

最佳营养搭配

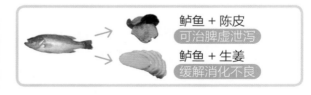

鲈鱼 + 陈皮
可治脾虚泄泻

鲈鱼 + 生姜
缓解消化不良

养肺小偏方

鲈鱼寄生汤

桑寄生 10 克，五加皮 9 克，狗脊 6 克，装纱布袋，与鲈鱼 200 克同炖，可补肝益肾、润肺生津。

杨力私房益肺食谱

纸包鲈鱼 滋补肾脏

材料 鲈鱼1条，洋葱150克，青尖椒段、红尖椒段各20克。

调料 盐5克，酱油、姜丝、姜片、蒜片各10克，白糖适量。

做法

1 鲈鱼治净，擦干，抹盐；洋葱去老皮，洗净，切丝。

2 平底锅倒油烧热，炒香姜片，再放入鲈鱼煎至表面金黄色，盛出，放到准备好的锡纸上。

3 另起锅入油，爆香蒜片和姜丝，加洋葱、青尖椒、红尖椒翻炒，再加酱油、盐、白糖和水，炒好后浇到鲈鱼身上。

4 锡纸封口，烤箱200℃预热，上下火烤20分钟即可。

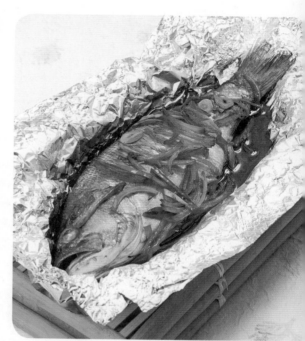

清蒸鲈鱼 养肺健脾

材料 鲈鱼500克。

调料 姜丝、葱段、青椒丝各20克，盐适量。

做法

1 鲈鱼去内脏、鳃、鳞，洗净，划几刀。

2 把鱼放入一个盘子装好，放在锅里隔水蒸上10~15分钟，去水。

3 油锅烧热，加入姜丝、葱段、青椒丝、盐翻炒至熟，放在蒸好的鱼上即可。

功效 鲈鱼的DHA含量很高，健脑益智，养肺健脾。

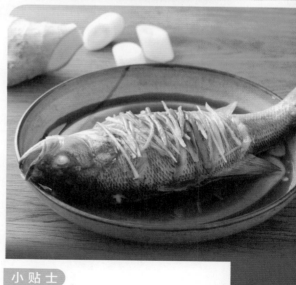

小贴士

葱姜能去腥提鲜，可适当多放。

伤肺的食物千万不能吃

过食冷饮会伤肺

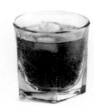

中医古籍《黄帝内经》有"大饮则气逆""形寒饮冷则伤肺"的观点。中医认为，寒食会伤肺胃之气。因外感寒邪，过食生冷之物，导致寒凝于胃，胃中阳气不展，气机阻滞，胃失通降之职。胃气不能合理疏降，就会引发感冒、咳喘、气管炎等各种肺部疾病。

喜欢吃冷食和冷饮，是最容易损伤肺的。例如，有些人容易得过敏性鼻炎，就和喜欢吃冷饮有很大关系。冷饮的寒凉之气，损伤鼻腔的保护黏膜，就易受到鼻炎的困扰。

有句民谚说得非常好，叫"冬吃萝卜，夏吃姜"，萝卜是清凉的，姜是热的。越是夏天越要吃点温热的东西。

油炸熏烤食品会伤肺

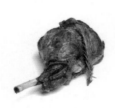

熏烤油炸食物如烤鸭、烤鸡、腊肠等，因为具有一种特殊的香味，一直为人们所青睐。然而，经常而大量地吃熏烤、油炸食物会伤肺，甚至引发肺癌。

烧烤食品中含有一种强致癌物——苯并芘，这种物质是在烧烤食品时产生的，经常食用会在体内蓄积，能诱发肺癌、肠癌等多种恶性肿瘤。同时，在烧烤类食品中还含有一种致癌物——亚硝胺，亚硝胺的产生主要是因为肉类在烧烤前都要腌制，如果腌制时间过长，就容易产生此物质。

肥腻食物会伤肺

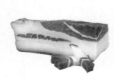

肥甘厚腻之品，多属于甜味、油腻性食物。经常吃这些食物，容易使体内产生燥火，易伤肺阴，尤其在秋季，更要注意。中医认为，燥易伤肺，极易引发呼吸系统疾病，因此对肥肉的诱惑不能掉以轻心。

国外专家分析，肥腻高脂饮食会使人体肺功能下降，这一现象，在哮喘患者身上更为明显。

第八章

运动功法健身操，养肺有妙招

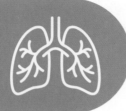

动静结合，肺才有活力

经常运动能够增强血液循环、舒筋活血、疏通肺经，使肺脏保持健康。传统中医学认为，做运动也应该有门道，讲究动静结合。

强调动静结合

养肺运动要动静兼修、动静适宜，不能因为强调动而忽视了静。要动静结合一切顺其自然，进行自然调息、调心，使神态从容、神形兼顾。

不同年龄的人，选择不同的养肺项目

中青年人可选择长跑、打球、爬山、游泳等；年老体弱者宜选择散步、慢跑、做健身操、打太极拳等。无论采取哪种方式锻炼，皆宜动静结合，动则健身，静则养神，有安神清肺的功效。

一天中养肺的最佳时间：早7~9点

一天的时间里，早7~9点肺脏功能最强。这时候最好进行慢跑等有氧运动，能使肺功能强健。多做做扩胸运动对养肺很有帮助，应该特别注意呼吸系统的锻炼。也可以做腹式呼吸法：伸开双臂，尽量扩张胸部，然后用腹部带动呼吸，可以增加肺容量。

冬季养肺注意事项

冬季凌晨霜寒重、雾气浓，空气质量差，不建议太早做晨练；不能运动过量而大汗淋漓，避免损伤肺气，同时也避免因出汗后肌肤腠理大开而使寒邪入侵。

老祖宗传下来的养生功法，让肺常葆青春

"吐纳法"，吐故纳新肺清爽

吐纳即吐出浊气、纳入人体所需之清气，简而言之就是换气。庄子说："吹嘘呼吸，吐故纳新……为寿而已矣。"意思是说，通过吐故纳新、清浊之气做交换，能够帮助肺部及人体清除身体内部的浊气，从而达到培养五脏、延年益寿的目的。

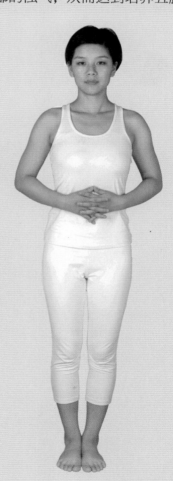

操作方法

1 取自然站立位，双手手指交叉放在腹部，使全身心放松。
2 缓缓吐出胸腔及腹腔的全部气，用手感觉腹部渐渐瘪下去。
3 气吐净后，稍停几秒钟；腹部自然放松，再缓缓吸气，腹部也随之鼓起。
4 重复以上动作5~10次或1~2分钟。

功效： 清肺补肺，解除疲劳，清醒头脑，延年益寿。

小贴士

做该动作姿势不限，站、坐甚至是躺下均可，不受时间和地点限制，但是一定要选择在空气清新的环境中进行。

常练"养肺功"，增加你的肺活量

为了强壮肺部功能、增强肺活量，可以时常练习唱歌，或加强运动。如果担心练歌扰民，又没太多的时间去运动，那就可以每天忙里偷闲 10 分钟，练练"养肺功"。

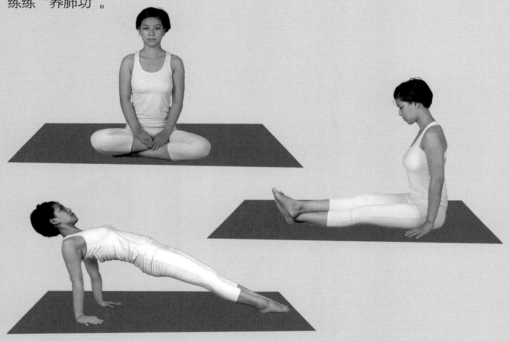

(操作方法)

1　端坐在干净的地板上，使身心全部放松，并将呼吸调匀。

2　两腿自然伸直，两脚交叉 3～5 秒。

3　上身稍后倾，左右两手支撑地面，用力将身体抬起，持续 3～5 秒后放下。

4　重复该动作 3～5 次，若体力能够支持，也可以反复做这套功法 3～5 遍。

功效： 增加肺活量，通达肺气，疏通肺脉。

小 贴 士

练习过程中，主要借助双臂的力量及躬身弯腰对于上肢及肺部的扩张拉伸，以达到锻炼的目的。养肺功既可用以日常保健，对风邪伤肺及肺气虚损所致的感冒、咳嗽、气喘也有很好的缓解作用。

太极养肺五式，练出好气色

练太极拳时，呼吸讲究"细、慢、深、长"，有助于锻炼横膈肌，保持肺组织弹性，增强肺活量。常年坚持打太极拳，会使肺部血流均匀，是一种四季皆宜的养肺运动。

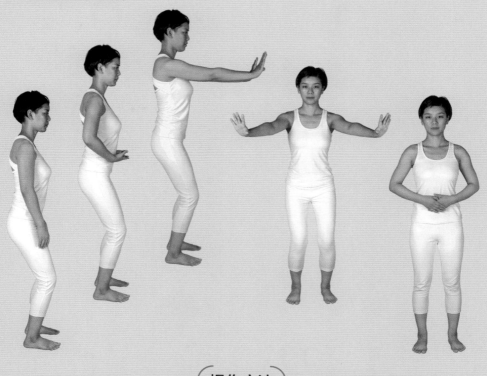

操作方法

1 双脚分开与肩同宽站立，微屈双膝下蹲。

2 掌心向上从小腹位置缓缓抬起，至膻中穴位置处，双臂向外翻转。

3 掌心从里向外翻，指尖朝上，左右展臂向身体两侧推掌，同时呼气。

4 气呼尽时，两臂随之自然下落。

5 双手重叠覆盖在下丹田位置，调息。

功效： 改善心肺功能，增加肺活量，强身健体。

小贴士

太极拳运动不受时间约束、不受空间限制、不需设备、不费金钱，而且运动伤害很少，很适合推广。

模仿仙鹤飞翔，呼吸顺畅咳喘少

　　鹤形飘逸潇洒，飞则直冲云天，落则飘然而至，颈长灵活。鹤的呼吸功能很发达。练鹤戏，主要为仿飞翔式。

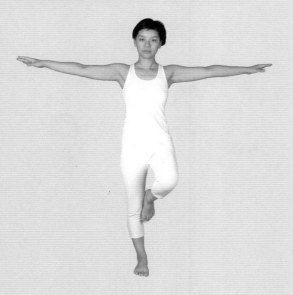

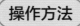 操作方法

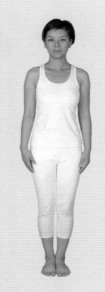

1　自然站立。吸气时跷起左腿，两臂侧平举，扬起眉毛，鼓足气力，做鸟展翅欲飞之状。

2　呼气时，左腿回落地面，两臂回落腿侧。接着，跷右腿如法操作。如此左右交替各7次。

3　取坐位，下肢伸直，弯腰用手摸足趾，再屈伸两臂各6次。

功效： 鹤戏以胸式呼吸为主，可以增强肺的呼吸功能。鹤戏动作轻翔舒展，可调达气血、疏通经络、祛风散寒、活动筋骨关节，预防关节炎的发生，还能增强机体免疫力。

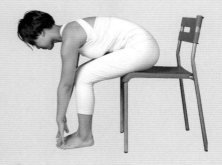

小贴士

时常练鹤戏，可使形体轻灵、身心愉悦。

"左右开弓"，抒发肺气除胸闷

　　该动作为中医传统养生功法八段锦第二招"左右开弓似射雕"，该动作通过"左右开弓"的姿势达到了肝肺二脏相互协调、气机条畅的生理作用。

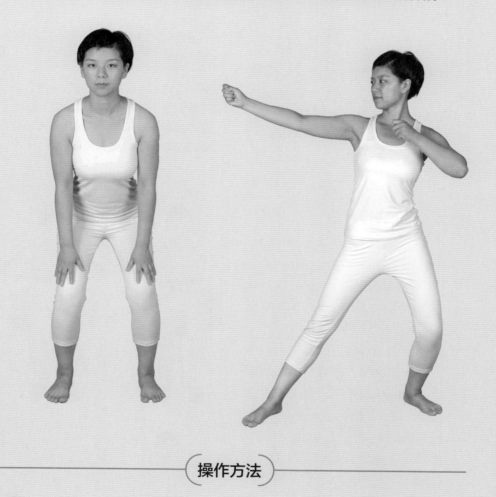

◯（ 操作方法 ）◯

1　两脚分开一肩宽，缓缓下蹲。
2　左右手如同拉弓射箭式，做展肩扩胸动作，姿势要优美。
功效：该动作可以抒发胸气，消除胸闷，疏肝理气，调理胁痛；同时消除肩背部的酸痛不适。

小 贴 士

这招适合那些长期伏案、压力较大的人员，练习它能够增加肺活量，使精力充沛。

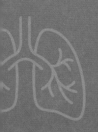

小小健身操，养肺大绝招

呼吸健肺操，让肺不虚劳

在做呼吸健肺操时，为了满足各组织的需氧量，会加大呼吸深度和加快呼吸频率，从而锻炼呼吸肌，增强胸廓活动性，使肺活量增大，让肺泡具有更好的弹性。

小贴士

每天可练习1~2次，贵在坚持。应注意的是，呼吸操虽不是剧烈运动，也要循序渐进，尤其是对于肺功能差的患者，不要急于求成。

──（ **操作方法** ）──

1　坐在椅子上双脚自然踩地，深吸气，然后缓缓将气呼出，同时两手交叉抱在胸前，上身向前稍倾，呼气时还原坐正。

2　坐在椅子上双脚自然踩地，双手放在胸部两侧，深吸气后缓缓呼出，同时用两手挤压胸部，上身前倾，呼气时还原坐正。

3　两脚间距与肩同宽，双臂自然下垂。双手从体侧缓慢向上伸展，做最大限度的扩胸运动，同时抬头挺胸，呼气时还原。

4　直立双腿并拢，深吸气然后缓缓呼出，同时屈膝下蹲，用双手抱膝，大腿挤压腹部和胸部来排出肺中存留的气体，吸气时还原。

功效： 舒展胸部肌肉，扩大肺活量，促进肺部血液循环。

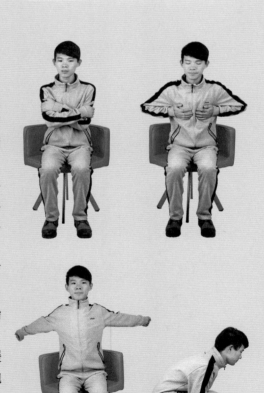

常做瑜伽护肺操，呼吸畅通不咳嗽

肺最怕"燥"，养肺就要润肺去燥。经常练习瑜伽护肺操，可以通过瑜伽体式打开身体，尤其是胸廓和肺脉，有助于更好地促进深层次呼吸，让新鲜空气和血液在肺部得以更好运行，驱除浊气，进而达到滋润肺部的效果。

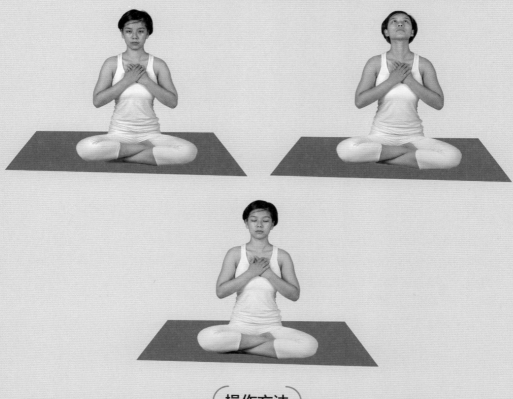

操作方法

1　坐姿，将双手重叠放在胸骨上，掌心贴在胸口。同时用鼻腔深吸气，双手能够感觉到胸腔慢慢地扩张。

2　下颌缓慢上提，彻底打开胸腔，缓慢呼气，感受胸腔慢慢地收回。

3　下颌收回，闭上双眼，加速呼吸几次。

功效： 增大胸腔容积，有助于大量新鲜空气被吸入肺部，促进肺部血液循环，排除身体内的浊气。

小贴士

每天可练习1~2次，贵在坚持。

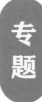

简单易学的拍手养肺操

人的双手与身体的各个器官紧密相连，时常刺激按摩双手，对健康很有益处，尤其能够起到养肺的作用，而且拍手还能够轻松缓解身体相应部位的不适症状。

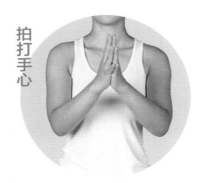

拍打手心

先将两只手十指张开，掌心相对，然后两手相对拍打手心 100 次。拍打不要用力过大，以掌心微微发红发热为宜，拍完再搓一下双手，这样能够加快血液循环。

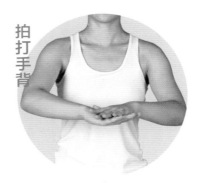

拍打手背

将两手伸直张开，用一手手心拍打另一手手背，做 100 次，以手背微红热为度。

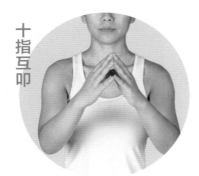

十指互叩

两手十指相对，一手的五指分别和另一手的五指叩击 100 次，以指尖微痛微胀为度。

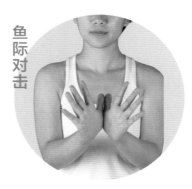

鱼际对击

两手拇指、食指张开，大鱼际部位轻轻接触，再互相对击 100 次。对击完后可用一只手的食指和拇指捏一下另一只手的鱼际部位，然后反过来交换按摩。

第九章

人体自带养肺抗毒妙药，不花一分钱，让肺变年轻中医认为，人体内的经气就像潮水一样，在体内流动，循着十二经脉线路流注运行，并且不同时辰都会有不同的经脉"值班"。其中"肺与大肠相表里"，大肠腑为阳主表，肺脏为阴主里，通过经脉的络属而构成表里关系。寅时（凌晨3~5点），肺将充足的新鲜血液布散全身，紧接着促进大肠经进入兴奋状态。卯时（早晨5~7点）大肠经气血最旺，蠕动最旺盛，完成吸收食物中水分与营养、排出糟粕的过程。因此，养生得法的话，可以把体内的垃圾毒素及时排出来。

寅时：肺经"当令"

寅时是指凌晨3~5点，这个时候是肺经"当令"。

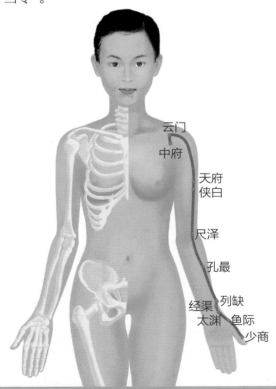

云门
中府
天府
侠白
尺泽
孔最
经渠　列缺
太渊　鱼际
少商

肺经循行路线图

寅时是一个很重要的时间。肺经实际上是"主一身之气""主治节"的。凌晨3～5点的时候，人体的气血开始重新分配，心需要多少，肾需要多少，这个气血的分配是由肺经来完成的。所以凌晨3～5点的时候，应该是人睡得最沉的时候。因为气血重新分配的过程，一定要在深度睡眠当中来完成。如果这个时候醒来，就说明气血不足。

卯时：大肠经"值班"

卯时（早晨5～7点）是大肠经"值班"，它需要履行自己的职责。那么，大肠经具体要干些什么事呢？《黄帝内经》上说："大肠者，传导之官，变化出焉。"大肠是传导之府，凡经小肠泌别之糟粕，由大肠传导而下。简单说，大肠把体内的代谢废物，即糟粕变为有形之粪块，定时排出体外。因此要养成早晨定时排便的习惯。

肺与大肠相表里

中医认为，"肺与大肠相表里"，两者在生理上互相配合，肺气的肃降，有助于大肠传导功能的发挥；大肠传导功能正常，则有助于肺的肃降。也就是说，大肠排便需要肺气的相助，如果没有肺气向下通降的推动作用和布散津液的润滑作用，人们排便就很困难、费力，甚至便秘。相应

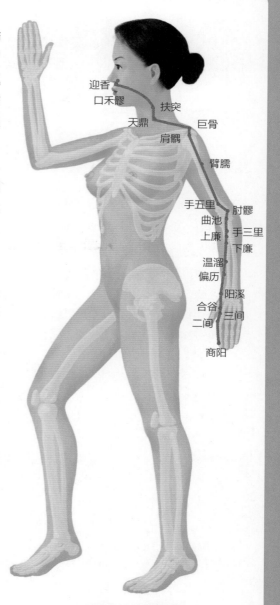

大肠经循行路线图

迎香
口禾髎
天鼎　　　扶突
　　　　　　巨骨
肩髃
　　　　　臂臑
手五里
曲池　　　　肘髎
上廉　　　手三里
　　　　　下廉
温溜
偏历　　　阳溪
合谷　　　三间
二间
商阳

地，便秘的话，大肠经就不通，易导致肺气堵塞不通。因此，便秘了可找大肠经来帮忙。

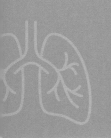

养肺护肺的肺经要穴

列缺穴：宣肺散邪，让肺充满正能量

列，指陈列、裂开；缺，指缺口、空隙。古称闪电为列缺。穴在腕上之裂隙与衣袖之边缘处，所经之气常如闪电，故得名。

头部与颈项的保护神

《四总穴歌》中说："头项取列缺。"其意很简单，就是说有头颈问题，找列缺穴。头痛、偏头痛、颈椎病、落枕、口眼㖞斜等，只要是脖子以上的病痛，按摩列缺穴就都能奏效。

列缺穴为肺经的络穴、八脉交会穴之一，通于奇经八脉的任脉，有宣肺散邪、通调经脉之功。很多时候，人们会因为偶感风寒而引发头痛，这时就可以通过按揉列缺穴来疏卫解表，还可以结合热毛巾敷额头的方式一起进行。

按摩列缺穴，可改善肺通气量、调理肺病

列缺为络穴，能够调节肺经的经气，按摩列缺能平喘，改善肺通气量，常用来调理感冒、咳嗽、气喘、手腕无力等肺及肺经上的病症。

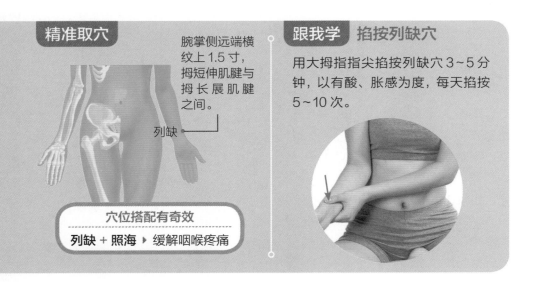

精准取穴

腕掌侧远端横纹上 1.5 寸，拇短伸肌腱与拇长展肌腱之间。

列缺

穴位搭配有奇效
列缺 + 照海 ▶ 缓解咽喉疼痛

跟我学 **掐按列缺穴**

用大拇指指尖掐按列缺穴 3~5 分钟，以有酸、胀感为度，每天掐按 5~10 次。

孔最穴：通窍理血，治咳血效果佳

孔，孔隙；最，副词。意指本穴孔隙最深。

❱ 孔最穴是调理肺经最常用的穴位

孔最穴是手太阴肺经郄穴，为气血深聚之处，是理血通窍、梳理肺经最常用的穴位。郄穴常用于治疗本经循行部位及所属脏腑的急性病症。阴经郄穴多治血证，如孔最穴配鱼际穴治咳血，孔最穴配迎香穴治流鼻血。

❱ 按摩孔最穴，可补肺气、止鼻血

按摩孔最穴有清热止血、润肺理气、肃降肺气、凉血止血的功效，主治咳血、咳嗽、咽喉肿痛、音哑、支气管炎、肘臂痛、痔疮等病症。

另外，流鼻血的时候不要慌，可同时用力按揉孔最穴和迎香穴，按到穴位局部有明显的酸胀感，鼻血就能快速止住。

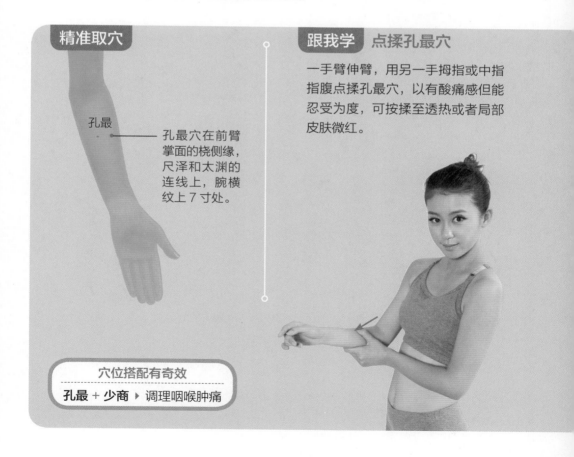

精准取穴

孔最

孔最穴在前臂掌面的桡侧缘，尺泽和太渊的连线上，腕横纹上 7 寸处。

穴位搭配有奇效

孔最 + 少商 ▶ 调理咽喉肿痛

跟我学 点揉孔最穴

一手臂伸臂，用另一手拇指或中指指腹点揉孔最穴，以有酸痛感但能忍受为度，可按揉至透热或者局部皮肤微红。

尺泽穴：润肺止咳的应急要穴

尺，指尺部（腕至肘之前臂）；泽，沼泽。穴在尺部肘窝中，脉气流注入此，如水注沼泽。

⟩ 清肺补肾，润燥良穴

肺火过旺会引起皮肤过敏、眼睛肿胀等，尺泽穴是肺经合穴，可清肺热、养肺经、滋肺阴，达到降火的目的。"尺泽"，从名字上来分析，有灌溉之意，而"尺"字又暗指肾脏，所以该穴有补肾的功效。它的原理是通过降肺气来达到滋补肾脏的目的。

⟩ 按摩尺泽穴，可调理咳嗽、咽喉痛

尺泽穴可以泻热，因此对于肺经有热引起的咳嗽气喘、胸部胀痛等病症是有效的。揉、捻这个穴位，能清肺热、降逆气，治疗咳逆上气、咳嗽咳痰、咳唾脓血等病症。

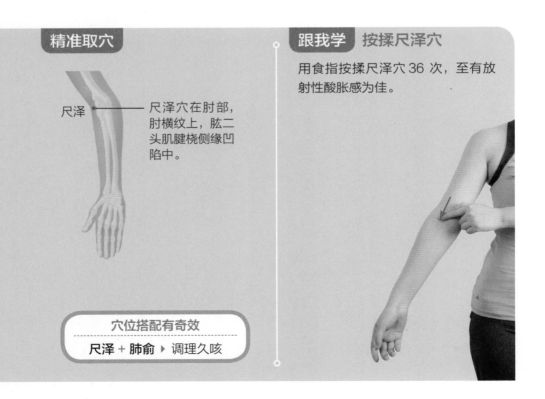

精准取穴

尺泽 —— 尺泽穴在肘部，肘横纹上，肱二头肌腱桡侧缘凹陷中。

穴位搭配有奇效
尺泽 + 肺俞 ▶ 调理久咳

跟我学 按揉尺泽穴

用食指按揉尺泽穴 36 次，至有放射性酸胀感为佳。

太渊穴：肺经大补穴

太，高大与尊贵之意；渊，深水、深潭。太渊，口中津液名，意思是经气深如潭水。

太渊穴可大补肺气

太渊穴又名太泉穴，是肺经上的原穴，五行属土。肺司气，而太渊穴是中气的大补穴位，是肺中元气聚集最多的地方，也就是说，肺气都是从此穴源源不断地流出抵达全身各处的，所以，这里的气血很旺盛。中医认为，太渊穴具有理气、活血、通脉之功，多用于脉管疾患。所以，气虚乏力、上气不接下气、喘不过气来的时候，刺激太渊穴，效果非常好。

按揉太渊穴，可治多种肺系疾病

按摩刺激太渊穴可以促进气的运行，常用来治疗胸痹、心痛、脉涩、喘息咳逆、心悸（特别是心律不齐）等与心、肺二脏有关的疾病。现代医学也发现，太渊穴可以增强肺的呼吸机能，改善肺的通气量，降低气道阻力。

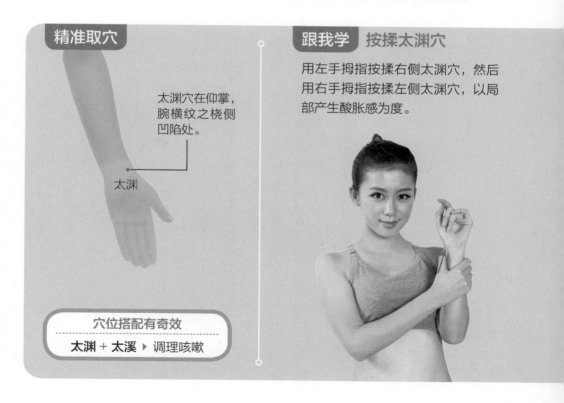

精准取穴

太渊穴在仰掌，腕横纹之桡侧凹陷处。

太渊

穴位搭配有奇效

太渊 + 太溪 ▶ 调理咳嗽

跟我学 按揉太渊穴

用左手拇指按揉右侧太渊穴，然后用右手拇指按揉左侧太渊穴，以局部产生酸胀感为度。

鱼际穴：防感冒、治哮喘

鱼，手掌拇指侧肌肉的形状；际，边际。手掌拇指侧肌肉肥厚，其形似鱼，穴位位于它的边际。

▶ 鱼际穴有宣肺解表、利咽化痰的功效

感冒是冬季最常见的疾病，只要坚持搓鱼际穴就能对其进行有效防治。大鱼际位于手掌大拇指根部，由于此处肌肉明显突起，形状如鱼，因而得名。中医学认为鱼际的中心点有一个与呼吸器官关系密切的穴位，叫鱼际穴，这是手太阴肺经的重要穴位，它具有宣肺解表、利咽化痰的功能。

▶ 按摩鱼际穴，清肺泻火功效显著

鱼际穴清肺泻火的功效很强，具有解表、利咽、化痰的功效，按揉鱼际穴可调理各种肺热证，对感冒发热、咽喉肿痛、打喷嚏等感冒早期症状有很好的疗效。

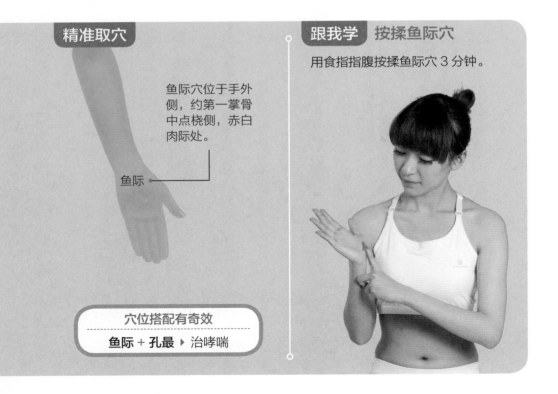

精准取穴

鱼际穴位于手外侧，约第一掌骨中点桡侧，赤白肉际处。

鱼际

穴位搭配有奇效

鱼际 + 孔最 ▶ 治哮喘

跟我学 按揉鱼际穴

用食指指腹按揉鱼际穴 3 分钟。

少商穴：咽喉肿痛的"杀手锏"

少，幼小、微小的意思；商，古代五音之一，属金、属肺。少商，是商的高音，意为金气所止或为金气初生之处。

❯ 少商穴可用于高热急救

少商穴是肺经井穴。井穴大多被用来调理来势迅猛的急性病症，如高热昏迷时，即可刺激十二井穴。另外，手太阴经属肺，咽喉为肺的门户，所以调理急性咽喉肿痛，也可以用少商穴。

❯ 按摩少商穴，可预防感冒、调理发热

按摩少商穴有解郁开窍、清心泄热、解毒利咽的作用，当发生咽喉肿痛、呃逆、鼻衄、高热、昏迷、癫狂等紧急情况时，按揉少商穴很有效果。

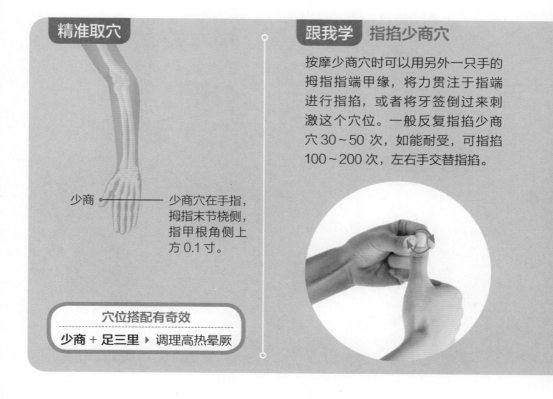

精准取穴

少商 —— 少商穴在手指，拇指末节桡侧，指甲根角侧上方 0.1 寸。

穴位搭配有奇效
少商 + 足三里 ▶ 调理高热晕厥

跟我学 指掐少商穴

按摩少商穴时可以用另外一只手的拇指指端甲缘，将力贯注于指端进行指掐，或者将牙签倒过来刺激这个穴位。一般反复指掐少商穴 30～50 次，如能耐受，可指掐100～200 次，左右手交替指掐。

肺经以外的养肺大穴

肺俞穴：养肺散热，润泽皮肤

肺，肺脏；俞，输注。该穴是肺气转输于后背体表的部位。

人体肺的专属保健穴

肺俞穴为足太阳经背部的穴位，"俞"同"输"，因其内应肺脏，是肺气转输、输注之处，为治疗肺脏疾病的重要腧穴，故名肺俞。肺俞穴是脏腑经脉之气转输、输注之处。有人认为，肺俞穴治疗喘症，既可用于风寒束肺、痰浊壅肺、肺失宣降的实喘，又可用于肺气不足、肺肾两虚、肺脾俱虚的虚喘。因肺功能失调引起的皮肤病，诸如色斑、皮肤瘙痒、粉刺等，都可以通过肺俞穴来调理。

艾灸肺俞穴，可广泛调理呼吸道疾病

肺俞穴具有理气、平喘、宣肺等功效，可广泛调治因肺功能失调而引起的各种疾病。艾灸肺俞穴，对肺部及呼吸道疾病都有很好的疗效，可用于调理感冒、咳嗽、气喘、肺炎、鼻塞、支气管炎等症。

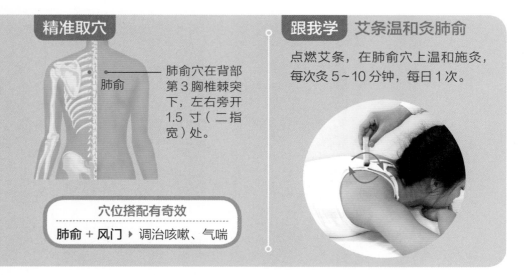

精准取穴

肺俞

肺俞穴在背部第3胸椎棘突下，左右旁开1.5寸（二指宽）处。

穴位搭配有奇效

肺俞 + 风门 ▶ 调治咳嗽、气喘

跟我学 艾条温和灸肺俞

点燃艾条，在肺俞穴上温和施灸，每次灸5~10分钟，每日1次。

迎香穴：防流感、通鼻窍有奇效

迎，迎接；香，香气。本穴在鼻旁，能调治鼻病，改善嗅觉，从而迎来香气。

❥ 迎香穴，防感冒、治鼻炎

手阳明经和足阳明经在迎香穴处会合，而足阳明经通达于胃，脾胃为"气血生化之源"，所以按压迎香穴，具有补气开胃、增强鼻腔黏膜免疫功能、预防感冒的作用。迎香穴为体表的感风之处，也是停风之处，是治风之穴，经常按摩可祛头面之风，散巅顶之寒，从而增强机体抵抗病邪的能力。

❥ 按摩迎香穴，调理感冒鼻塞、流涕

经常揉搓迎香穴还能促进鼻周围的血液循环，使气血畅通，让外邪不易侵入体内。按摩此穴能够起到驱风寒、通鼻窍的作用，特别适合治疗感冒后鼻塞、流涕等症状。

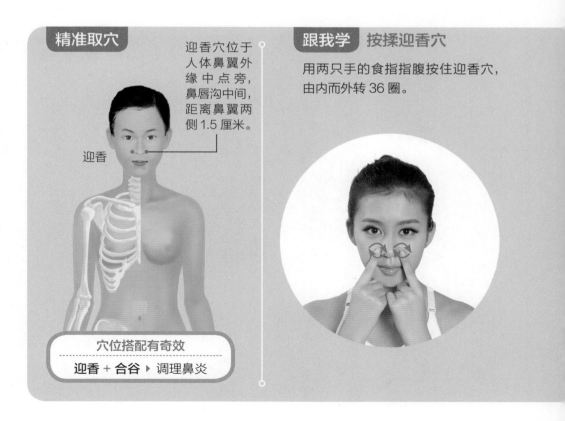

精准取穴

迎香穴位于人体鼻翼外缘中点旁，鼻唇沟中间，距离鼻翼两侧1.5厘米。

迎香

穴位搭配有奇效

迎香 + 合谷 ▶ 调理鼻炎

跟我学 按揉迎香穴

用两只手的食指指腹按住迎香穴，由内而外转36圈。

膻中穴：补肺气第一要穴

膻，袒露；中，中间。胸部袒露出的中间部位古称膻中，穴当其处。

⟩ 膻中穴可补益肺气，增强免疫力

膻中穴位于两乳之间，在人胸口的位置。膻中有"上气海"之称，主要的功能是调益肺气，能调一身之气，尤其对肺的保健功效很好。西医学中，膻中穴相当于胸腺的位置。胎儿在母体中的时候胸腺是非常大的，它是重要的免疫器官。当人出生之后，胸腺就会退化，这个免疫器官就会逐渐萎缩。经常按摩这个穴位，目的就在于刺激它以增强免疫力，抵御外邪。

⟩ 按摩膻中穴，调治心肺疾患

按摩膻中穴具有调理人身气机之功能，可用于一切气机不畅之病变，主要治疗范围包括心肺疾患（尤宜于心肺气虚之证）和乳腺系统相关疾患两个方面。现代临床上常用于咳嗽、气喘、气短、咳唾脓血、肺痈等呼吸系统病症，胸痹、胸痛、心痛、心悸、心烦等心血管系统病症以及产后无乳、乳腺增生等其他病症。

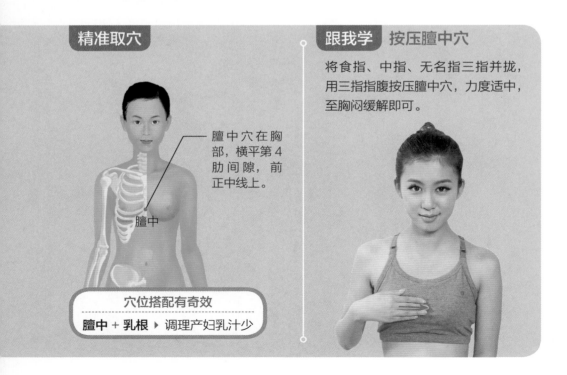

精准取穴

膻中穴在胸部，横平第4肋间隙，前正中线上。

膻中

穴位搭配有奇效

膻中 + 乳根 ▶ 调理产妇乳汁少

跟我学 按压膻中穴

将食指、中指、无名指三指并拢，用三指指腹按压膻中穴，力度适中，至胸闷缓解即可。

天突穴：清肺泄热，理气止咳

天，天空；突，突出。穴位于气管上段，喻为肺气上通于天的部位。

天突穴，预防咳嗽及哮喘

中医学认为，肺为娇脏，当致病邪气侵犯肺脏时，肺多以咳嗽、气喘的信号来警示我们。大多数咳喘初发时症状较轻，病情进展则会出现剧烈咳喘，进一步恶化还会引起肺系其他疾病。天突穴可抑制咳嗽及气喘的发生，并且对于肺系疾病所引起的其他症状，如胸痛、咽喉肿痛等都有效果。

按摩天突穴，清肺泄热，治咽喉肿痛

天突穴在胸部中央，内通胸气，具有宽胸理气、和胃降逆、化痰散结的功效，主治呃逆、慢性咽炎等。该穴有清肺泄热、利咽开音、止痛消肿的功效，主治咽喉肿痛、声音嘶哑等。

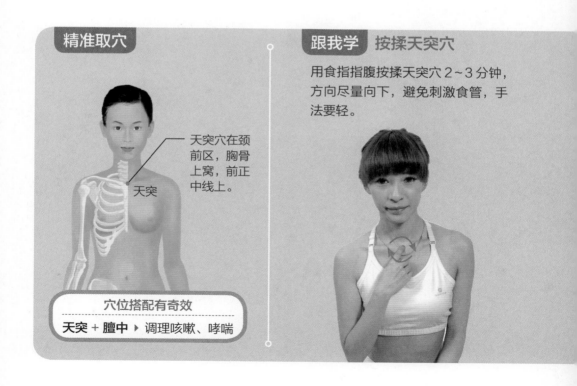

精准取穴

天突穴在颈前区，胸骨上窝，前正中线上。

天突

穴位搭配有奇效

天突 + 膻中 ▶ 调理咳嗽、哮喘

跟我学 按揉天突穴

用食指指腹按揉天突穴2~3分钟，方向尽量向下，避免刺激食管，手法要轻。

风池穴：抵挡风邪的头部卫士

风，风邪；池，池塘。风池穴在枕骨下，局部凹陷如池，是祛风的要穴。

风池穴可抵挡风邪入侵

"头为诸阳之会，唯风可到"，因此，造成头面疾病的各种因素中，往往有风邪侵袭的影子。风池穴因空气传来的水湿之气受外部之热涨散并化为阳热风气输散于头颈各部位而得名。风池是足少阳胆经的穴位，位于头项的交界处，该处是进入头部的通道。所以，该穴有抵挡风邪入侵的作用。

按摩风池穴，预防风寒感冒

中医认为，风寒感冒多由外邪入侵引起，风池是头部抵御外邪的门户，具有预防风寒感冒的功效。

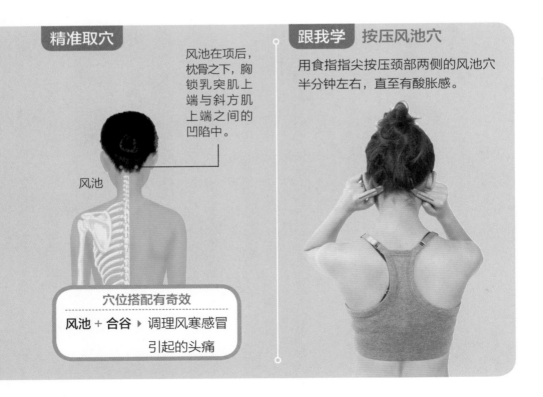

精准取穴

风池在项后，枕骨之下，胸锁乳突肌上端与斜方肌上端之间的凹陷中。

风池

穴位搭配有奇效

风池 + 合谷 ▶ 调理风寒感冒引起的头痛

跟我学 按压风池穴

用食指指尖按压颈部两侧的风池穴半分钟左右，直至有酸胀感。

大椎穴：统领阳气，防治感冒

大，巨大；椎，椎骨。古称第一胸椎棘突为大椎，穴在其上方，故名。

❯ 大椎穴统摄阳气，防多种疾病

人体手、足三阳经与督脉均属阳经，7条阳经共会于大椎穴，使其成为人体阳气最为丰盛的地方，是补足阳气的第一大要穴。中医认为，阳气是人体内的固摄根本，人体内阳气充足，外邪就不能入侵。所以，补足阳气，能增强人体抵抗力，起到防病的作用。大椎穴可调理肩背痛、头痛、感冒、呕吐等病症。

❯ 艾灸大椎穴，清热除湿治感冒

大椎穴位于督脉之上，能主宰全身阳气，是调节全身功能的要穴，有祛风除湿、增强机体抗御外邪的能力，尤其对虚寒和痰浊所致的感冒效果较好。大椎穴主治五劳虚损、肩背痛、头痛、哮喘、感冒、中暑等病症。

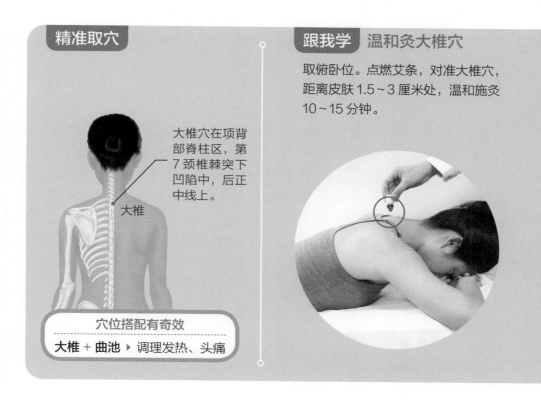

精准取穴

大椎穴在项背部脊柱区，第7颈椎棘突下凹陷中，后正中线上。

大椎

穴位搭配有奇效

大椎 + 曲池 ▶ 调理发热、头痛

跟我学 温和灸大椎穴

取俯卧位。点燃艾条，对准大椎穴，距离皮肤1.5~3厘米处，温和施灸10~15分钟。

耳足反射区养肺按摩法

肺部的许多疾病都能够通过人体肺部反射区（主要分布在手、足、头、耳部位）所表现出的一些症状显现出来，通过对分布在这些区域的特效穴位做按摩，能够起到养肺健身的作用。

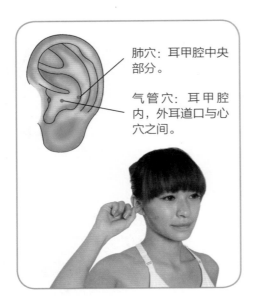

肺穴：耳甲腔中央部分。

气管穴：耳甲腔内，外耳道口与心穴之间。

耳部反射区按摩

定位： 肺穴，位于耳甲腔中央部分；气管穴：耳甲腔内，外耳道口与心穴之间。

手法： 用双手食指指腹在耳甲腔内顺时针按揉数圈，再逆时针按揉数圈，用力适中，以刺激分布在耳甲腔内的肺穴及气管穴。

主治功效： 养肺益气，防治肺部疾病，主治感冒、咳嗽、支气管炎、哮喘等肺系疾病。

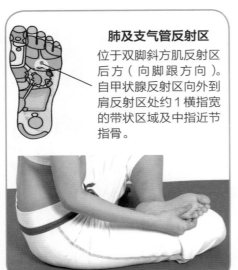

肺及支气管反射区

位于双脚斜方肌反射区后方（向脚跟方向）。自甲状腺反射区向外到肩反射区处约1横指宽的带状区域及中指近节指骨。

足部反射区按摩

定位： 肺及支气管反射区位于双脚斜方肌反射区后方（向脚跟方向）。自甲状腺反射区向外到肩反射区处约1横指宽的带状区域及中指近节指骨。

手法： 做肺反射区按摩时，需由内向外推压；做支气管反射区按摩时，拇指应推向各趾。推拿力度要均匀，并逐次加重。

主治功效： 补气益气，清热解毒。用于调理肺和支气管的病症、鼻病、心脏病、便秘等。

第十章

为家庭成员量身定制养肺『套餐』

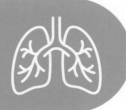

男女老少最应该怎么养肺

中医认为，肺为华盖，肺养好五脏才能安好。对于养肺，除掌握一些共性的知识外，不同人群的养肺还各有侧重点。

男人养好肺，精力就充沛

根据中医五行理论，肺为金，肾为水，所以通过养肺，还能够起到补肾的效果。肾藏精，肾脏好的男人，精力就会特别旺盛。

另外，很多男人有吸烟的习惯，这样很容易使肺受伤，每年因吸烟而导致肺癌的比例很高。

女性养颜，先要养肺

肺不好的女人不仅皮肤没光彩，还容易过敏。因为肺主宣发卫气，卫气相当于人体的一层"保护膜"。肺气虚了，皮肤缺少卫气的保护，再受到冷、热、花粉刺激，就容易发生过敏。所以，爱美的女性养颜先要养肺。

老人养肺，重在补肺气

肺气虚弱的老人，很容易出现感冒和咳嗽这一问题，如果经久不愈，还会引发其他严重疾病。所以说，老年人养肺很重要。

儿童养肺，要预防感冒和肺炎

许多儿童因为自身免疫调节能力较低，肺脏功能较弱，大多面色苍白。换季的时候，这些孩子经常会有感冒、咳嗽等呼吸道疾病。病情很容易沿着呼吸系统下行，容易高发气管炎、支气管炎、肺炎等疾病。

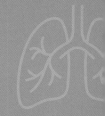

做甜美水灵的女人，从养肺开始

女人养肺，宣降之中见美丽

对于女人，世界上没有任何一件衣服能比健康的皮肤更美丽，再新潮的发型也比不过一头乌黑亮泽柔顺的长发。中医说"肺主皮毛"，所以为了美得自然、美得健康，女人要学会保养自己的肺脏。中医典籍《黄帝内经》中记载："肺者，气之本……其华在毛，其充在皮。""手太阴气绝，则皮毛焦。""肺热者，色白而毛败。"这些内容提示我们，皮肤与毛发的营养状况和肺的功能密切相关。

肺气充盈，女人皮毛润泽、毛发黑亮

肺气充盛则气、血、津液充足而通畅，皮肤毛发得到肺的精气充养，就会皮肤润泽、毛发黑亮，人体的抗病邪能力也会增强。

美容的有效方法：通过宣降肺气来排毒

中医认为，通过宣降肺气就可以排毒。驱除毒素的路径有三条：出汗、小便、大便。而肺主皮毛，调节汗液排泄、通调水道，就能使毒素从汗中排出。肺和大肠相表里，肺的肃降能让毒素从大便而出。可见肺脏在排毒养颜中有重要意义。所以，肺功能不正常，就会使皮肤长痘、大便不通畅。

经常揉揉鼻子——宣通肺气的好方法

鼻子是呼吸出入的门户，为肺之窍。鼻部的疾病常与肺有密切关系，时常按摩鼻部，能够宣肺通窍、调理气道。

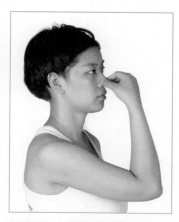

捏鼻尖。用食指和拇指捏鼻尖，揉至鼻部热麻、呼吸通畅为度。该方法有泄热升阳的功效，可用于缓解酒渣鼻。

培土生金，女人养肺先健脾

女人要保持肌肉丰满、皮肤润泽，不仅要养肺，还要健脾。

❥ 脾和肺是"母子"

中医五行学说认为，脾和肺的关系最密切。脾为土，肺为金，土可生金。通俗来说，脾是肺的母亲，肺是脾的孩子，脾胃在消化食物、吸收营养后，可为肺提供能量，如果脾壮肺自然强健，如果脾气虚就会导致肺气不足。

古代行军打仗，经常说"兵马未动，粮草先行"，如果把人的身体比作一支军队，那脾胃就是负责"粮草"的押运官，要想让身体棒棒的，就必须先把脾胃调理好。

❥ 健脾胃也可达到补肺目的

肺和脾都属于太阴，两者密切相关。通过补脾，就能使肺气充足，这就是中医常说的"培土生金法"。常用的补脾经典方有四君子汤、参苓白术散等，都能够使肺气充足。

❥ 喝黄芪粥，可健脾补肺

将黄芪10克择净，切成薄片，用冷水浸泡半小时，水煎取汁，共煎两次，二液合并，分为两份。每取1份与大米100克煮粥，等熟时调入白糖，再煮一二沸即成，每日1剂。该方法可健脾补肺、固表止汗，适用于肺脾气虚、表虚不固、平时易感冒等。

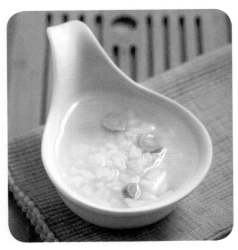

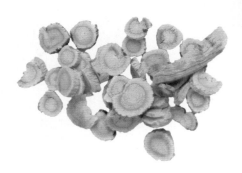

黄芪：补气升阳、固表止汗、生津养血

女性多吃"四宝"，气血足、皮肤好

"肺主皮毛，其华在表。"肺部保养好，人才显得脸色好、皮肤好，对于爱美的女性来说更是如此。女性想要美容养颜，使自己芳容常驻，就要掌握有护理肌肤作用的养肺方法。在干燥的季节（以秋季为主）多吃滋阴润肺的食物，以滋润皮肤、补充水分。下面介绍女人润肺的"四宝"，经常食用不仅可以润肺去燥，并且有美容功效，所以可以多吃一些。

干燥的季节多吃梨，对气候干燥引起的干咳、口渴、便秘效果不错。很多歌唱演员保护嗓子的秘诀就是每天饮用鲜梨榨汁滋润喉咙。梨可以生食，也可以榨汁食用。

《中华本草》曰："枸杞养肝、滋肾、补肺。"枸杞有滋阴润燥、补血的作用，可以改变肤色、润泽肌肤。

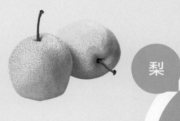

梨

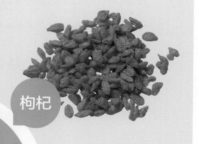

枸杞

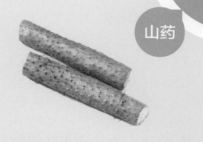

山药

百合

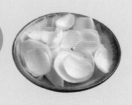

肺受热后容易出现咳、喘（气管炎、肺炎）等症状。如果肺胃热盛，还可能导致面部起痘、酒渣鼻等，从而降低颜值。

肺对环境的要求很高，清新的空气是它的最爱。在尾气密集、烟味弥漫的环境内待太长时间，肺就会提出抗议，甚至"中毒"。当肺脏有毒素时会表现为：皮肤晦黯、便秘、多愁善感。

女人冬季吃萝卜，加倍养肺

在民间，萝卜素有"小人参"的美称。也有许多民间谚语来说明萝卜的益处："冬吃萝卜夏吃姜，不要医生开药方""萝卜进城，医生关门""吃着萝卜喝着茶，气得大夫满街爬"等。

女人在冬季吃萝卜，不仅能开胃、助消化，还能滋养皮肤、化痰顺气，有效预防感冒。

❯ 为什么萝卜适宜在冬天吃

冬季天气寒冷，人体皮肤的毛孔是收缩状态，这就导致体内阳气更加旺盛。另外，冬天女性的活动量减少，导致能够出汗散热的机会减少，并且由于冬季是个进补的季节，许多人喜欢吃牛肉、羊肉这些热性食物，这就更容易使女性的身体出现内热，长期会出现消化不良。多吃些清凉的萝卜，不仅可以调理内热，还能起到消积导滞的作用。

❯ 冬季吃萝卜有哪些益处

中医认为萝卜有消食、化痰定喘、清热顺气、消肿散瘀的功效。冬天感冒时常出现喉干咽痛、反复咳嗽、有痰难吐等上呼吸道感染症状。女性多吃点爽脆可口、鲜嫩的萝卜，不仅开胃、助消化，还能滋养咽喉，化痰顺气。

❯ 萝卜怎么用，养肺效果好

萝卜汁。可缓解感冒引起的嗓子疼、鼻塞。把白萝卜切丝榨成汁，准备一块纱布，将白萝卜汁涂抹在纱布上，或者用棉球蘸取汁液，然后塞在鼻孔中。用这种方式反复2～3次，每次5分钟左右，鼻塞的症状能够得到缓解。

白萝卜叶茶。白萝卜叶中含有丰富的维生素A、维生素C等多种维生素，特别是维生素C的含量是根茎的4倍以上。维生素C可防止皮肤的老化，阻止黑色色斑的形成，保持皮肤的白嫩。

小贴士

健脾补肺的美味：白菜萝卜汤

将大白菜、白萝卜、胡萝卜与豆腐洗净，切成大小相似的长条，在沸水中焯一下捞出待用。锅置火上，放入适量油烧至五成热，炒香辣椒酱后倒入清汤，把白萝卜、胡萝卜、豆腐一起放入锅中，大火煮沸后加入大白菜，再次煮沸，加盐、味精调味，最后撒上香菜末盛出即可。此汤可健脾养肺，暖身御寒。

莲藕排骨汤 补血养颜 | 打造好心情

材料 猪排骨 400 克，莲藕 200 克。

调料 葱花、姜片、料酒、醋、盐、味精各适量。

做法

1 猪排骨洗净，剁成块；莲藕去皮，洗净，切块。

2 锅内加适量清水煮沸，放入少许姜片、葱花、料酒，加入猪排骨氽烫，去血水除腥，捞出用凉水冲洗，沥水备用。

3 锅内倒入适量水，放入猪排骨、莲藕块和姜片，淋入醋煮沸，转小火煲约 2 小时，加盐、味精、葱花调味。

功效 清肺化痰，补血养颜。

中医认为，吃莲藕能起到养阴清热、润燥止渴、清心安神的功效。莲藕排骨汤能起到清热化痰、补血养颜的作用。莲藕排骨汤能起到调理女性贫血、心慌失眠有很好的效果。

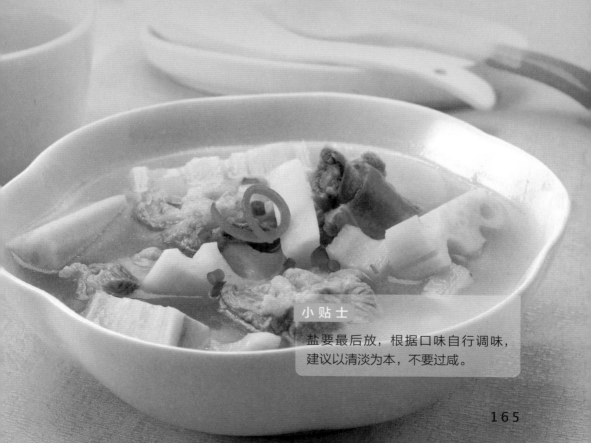

小贴士

盐要最后放，根据口味自行调味，建议以清淡为本，不要过咸。

男人养好肺，潇洒有精神

金水相生，男人养肾当养肺

中医认为，肺和肾是相辅相成的两个脏腑。把肺养好就能够起到补肾的效果。肾主藏精，肾脏好的人，精力就会很旺盛。所以，男人要养肾首先要养好肺。

肺和肾都养好，男人才会精力充沛

根据中医五行的理论，有"金水相生"的说法，其中"金"指"肺"，"水"指"肾"，两者的健康紧密相联。秋季是养肺的季节，只有将肺调养好，才有利于冬季对肾的调补。如果不重视对肺的调养，将会影响到肾的健康，从而引起肾虚、肾水不足等问题。所以，男人要想精力充沛，首先要将肺养好。

朝盐水，晚蜂蜜：养肺润燥有效果

民间有"春夏养阳，秋冬养阴"的说法，秋季阴盛于外而虚于内，如果不能养阴易生热病，就是常说的"上火"。

进入秋季后空气会变得干燥，中医有"秋燥伤肺"的说法，呼吸系统疾病如鼻炎、咽炎、支气管炎、哮喘等会频发。为避免秋燥对肺的损伤，可以用"朝盐水、晚蜂蜜"的方法：早上空腹喝 1 杯淡盐水，晚上喝 1 杯温的蜂蜜水。清水在体内流失较快，如果捏一小撮食盐放到水里搅拌后再饮用能够减缓水分流失。蜂蜜有清热、补中、解毒、润燥等功效，经常食用对肺病、高血压、神经衰弱等有预防效果。

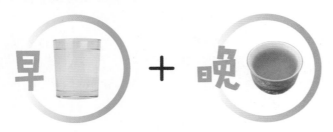

早起喝 1 杯淡盐水，能缓解体内水分流失；
晚上饮 1 杯蜂蜜水，有清热、润燥等功效。

爱抽烟的男人吃什么养肺

当下的许多男性由于压力太大，往往采用吸烟的方法来减压。长期吸烟对肺的伤害最大，为了健康戒烟是最好的方法。除戒烟外，还可以多吃一些养肺排毒的食物，帮助净化肺脏。

葡萄皮薄多汁，酸甜味美。长期吸烟的人肺部有大量毒素，肺功能受损。葡萄中含的有效成分能够提高细胞新陈代谢率，促进肺部细胞排毒。此外，葡萄还有祛痰的作用。

苹果具有补脾气、养胃阴、生津解渴、润肺的功效，被称作心血管的健康保护神，经常食用能够改善呼吸系统及肺功能。紧张工作之余，闻闻苹果的清香，还能提神醒脑、缓解紧张情绪。

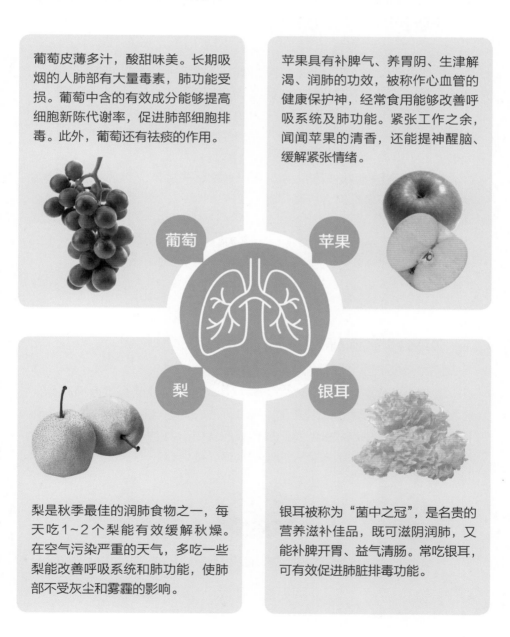

葡萄

苹果

梨

银耳

梨是秋季最佳的润肺食物之一，每天吃1~2个梨能有效缓解秋燥。在空气污染严重的天气，多吃一些梨能改善呼吸系统和肺功能，使肺部不受灰尘和雾霾的影响。

银耳被称为"菌中之冠"，是名贵的营养滋补佳品，既可滋阴润肺，又能补脾开胃、益气清肠。常吃银耳，可有效促进肺脏排毒功能。

爱抽烟的男人如何排毒养肺

吸烟有害健康，但不少男人吸烟一上瘾就很难戒掉。而且吸烟时间一长会引发很多肺部疾病。所以，男人保护自己的肺，首先要扔掉手中的烟。

吸烟会引起氧化物质过量

对策：补充维生素

抽烟会使你身体中储备的抗氧化素快速消耗，而身体中的氧化物又会随之增加，如果不能及时补充就会造成过氧化作用。所以，吸烟的人需要补充抗氧化素，如胡萝卜素、维生素C、维生素E等。尤其是维生素C，它是一种水溶性维生素，能够有效避免过氧化作用，同时减少吸烟者的吸烟冲动。

日常生活中摄取这些维生素，可以多吃蔬菜水果、少吃肉类，尤其是生胡萝卜和小黄瓜富含抗氧化素。

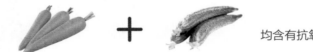

均含有抗氧化素

吸烟会引起胆固醇及脂肪在体内堆积

对策：吃降低胆固醇的食物

吸烟会使血管中的胆固醇及脂肪沉积量加大，使大脑供血量减少，容易导致脑萎缩，加快大脑老化。所以，最好少吃含脂肪酸的肥肉，而相应增加一些能降低或抑制胆固醇合成的食物，如牛肉、鱼类、豆制品及高纤维性食物，如辣椒粉、肉桂及水果、蔬菜等。

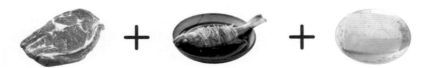

能降低或抑制胆固醇合成

吸烟会引起防癌的硒元素含量下降

对策：食用含硒丰富的食物

研究表明，吸烟会导致人体血液中的硒元素含量降低，而硒是防癌不可或缺的一种微量元素。如果体内缺乏硒，乳腺癌、前列腺癌、大肠癌、卵巢癌、肺癌的发病率会增高。所以，吸烟者应该常补充含硒丰富的食物，诸如芝麻、蘑菇、大蒜、麦芽，其次是蛋类、金枪鱼、动物肝脏等。

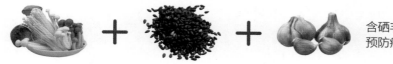

含硒丰富，
预防癌症

吸烟会导致毒物在体内滞留

对策：喝茶

烟雾中的一些化合物会导致动脉内膜增厚，胃酸分泌量显著减少及血糖增高等。茶叶中含有茶多酚、咖啡碱、维生素C等多种成分，可以分解这些物质，还可利用茶叶的利尿作用，减少毒物在体内的停留时间。

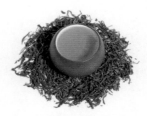

茶叶可以分解吸烟在
体内形成的毒物

烟雾中含有尼古丁，严重威胁健康

对策：吃碱性食物

当人的体液呈碱性时，可以减少吸烟者对尼古丁的吸收。可多吃海带、黄瓜、胡萝卜、葡萄、苹果、大豆等碱性食物，从而降低尼古丁的吸收量。同时，这些碱性食物还会刺激胃液分泌，增加肠胃蠕动，避免在吸烟者中发生比较常见的消化不良、腹胀、血脂异常等病症。

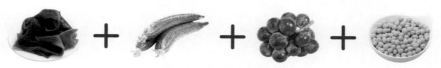

碱性食物，可以降低尼古丁的吸收量

银耳莲子糯米燕窝粥 滋阴润肺 | 排烟毒

材料 燕窝（干品）10 克，银耳（干品）5 克，糯米 100 克，莲子、枸杞子各 15 克，红枣 3 枚。

做法

1 燕窝用清水泡发 6 小时；糯米洗净浸泡 1 小时；莲子洗净浸泡 1 小时；银耳泡软、撕小朵；红枣、枸杞子洗净。

2 锅内加适量水烧开，再放入糯米、莲子，大火煮沸后改小火，炖煮 30 分钟。

3 添加银耳炖煮 10 分钟，再加入燕窝、红枣、枸杞子炖煮 5 分钟即可。

功效 滋阴润肺，清肠排毒。能够促进烟雾中的毒素排出。

银耳既是名贵的营养滋补佳品，又是扶正强壮的补药。历代皇家贵族都将银耳看作是『延年益寿之品』『长生不老良药』。银耳既可补脾开胃，又能益气清肠，还能滋阴润肺。枸杞子是补益肺气的良品。

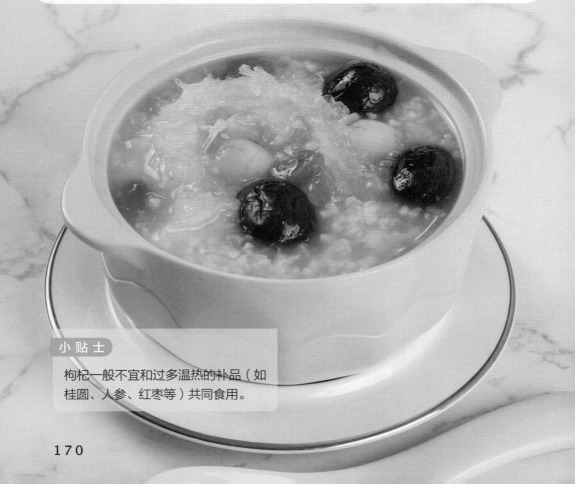

小贴士

枸杞一般不宜和过多温热的补品（如桂圆、人参、红枣等）共同食用。

老人肺养好，不衰老，咳喘少

老人多肺虚，补肺至关重要

人的一身之气皆由肺所主。肺是维持和调节全身气机正常升降出入的重要器官。肺的呼吸运动是维持人体生命活动的重要环节。中医认为，人一旦上了年纪，肺气就会虚弱。肺气不足，就会导致气机升降失常，使呼吸功能减弱，不仅使人呼吸乏力、气短喘促，还容易感受外邪，引发各种疾病。据调查，90岁以上去世的老人，大多死于肺炎。可见，老年人补肺至关重要。

❯ 老年人肺虚分两种：肺气虚、肺阴虚

肺气虚的主要表现：气短、懒言、喘促、痰液清稀、畏寒自汗、咳声及语言低微、易感冒、活动或劳累后症状加重、面色淡白、舌淡、脉弱，多因久病咳嗽耗气伤肺及其他脏腑病变影响及肺所致。

肺阴虚的主要表现：形体消瘦、口燥咽干、干咳少痰，或痰中带血、声音嘶哑、午后潮热、盗汗。多因久病劳损，久咳耗伤肺阴，或邪热耗伤肺阴所致。

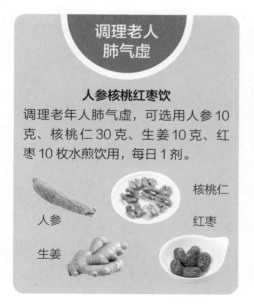

调理老人肺气虚

人参核桃红枣饮

调理老年人肺气虚，可选用人参10克、核桃仁30克、生姜10克、红枣10枚水煎饮用，每日1剂。

人参　核桃仁　红枣　生姜

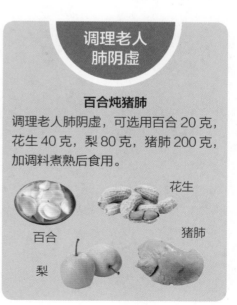

调理老人肺阴虚

百合炖猪肺

调理老人肺阴虚，可选用百合20克，花生40克，梨80克，猪肺200克，加调料煮熟后食用。

花生　百合　猪肺　梨

老年人傍晚动一动，增加肺活量更长寿

　　肺位于身体上部，是生命活力的上源，主呼吸。研究表明，肺活量越大，老人的平均寿命越长。老年人常做运动就能够增强肺活量，而运动养肺最好的时间是傍晚。傍晚在树阴下氧气最充足，运动效果最好。

伸展胸廓

站立且双臂下垂，双足间距与肩同宽。吸气，双手经体侧缓慢向上方伸展，尽可能扩展胸廓。同时抬头挺胸。呼气时还原。

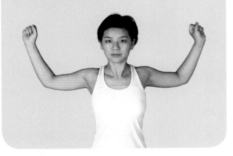

小贴士

早晨5点做深呼吸最养肺

老人在早晨5点做深呼吸对肺有很好的养护效果。每一次吸气都要将小腹鼓起，使得气沉丹田，同时双臂向两侧扩展，让肺脏的"上中下三层"都得到滋养。

交叉抱胸

坐位，双足自然踏地。深吸气再缓慢呼气，同时两臂交叉抱在胸前，上身稍前倾。呼气时还原。

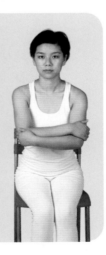

两手挤压胸

坐位。双手放在胸部两侧。深吸气，再缓缓呼气，同时双手挤压胸部，上身前倾。吸气时还原。

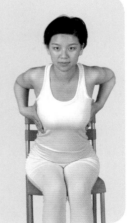

鸭羹粥 滋补养阴｜强身健体

材料 鸭胸肉80克，火腿10克，花生仁、糯米各100克，水发香菇5朵。

调料 清汤200克，黄酒10克，盐3克，鸡精少许。

做法

1 鸭胸肉洗净，切成小方丁，入沸水中氽一下，捞出放入碗中，加入黄酒及清汤，蒸2小时；香菇洗净，与火腿分别切成小丁；糯米淘洗干净。

2 糯米入沸水中煮15分钟，放入火腿丁、香菇丁、花生仁和鸭肉丁，用小火熬成烂粥后，加入盐、鸡精调味即可。

功效 这款粥具有滋补养阴、养胃生津、利水消肿的功效，适合瘦弱无力，唇干舌枯，体虚水肿的人食用。

《本草纲目》记载：鸭肉主大补虚劳，最消毒热。

中医认为，鸭子吃的食物多为水生物，故其肉性味甘、寒，入肺胃肾经，有滋补、养肺、止咳化痰等作用。鸭肉辅以补肺功效佳的糯米、花生一起煮羹，滋补养肺作用更佳。

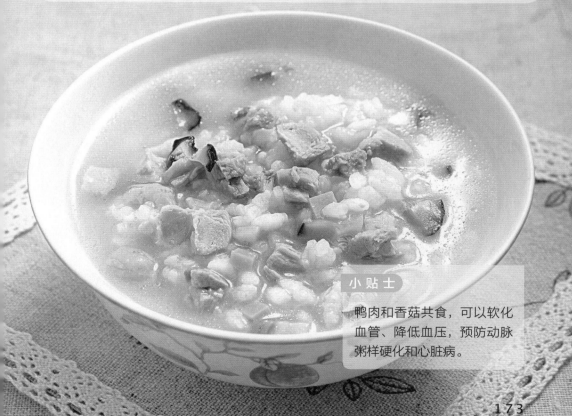

小贴士

鸭肉和香菇共食，可以软化血管、降低血压，预防动脉粥样硬化和心脏病。

孩子护好肺，不得肺炎，不感冒

养孩子，先护好孩子的脾和肺

小孩子生病的原因主要有两个：贪吃、受凉。生的病最常见的有 3 类：发烧、咳嗽、积食。养孩子先将孩子的脾胃和肺养好，常见病就会少许多，这是调理孩子身体的大方向。

❯ 孩子的主要问题集中在脾和肺上

通常来说，只要不是有先天疾病或者后天出现重大疾病，孩子的心、肝、肾 3 个系统不会出现大问题。孩子有病主要问题就在脾和肺上。安抚好孩子的脾和肺，小儿疾病就会迎刃而解。

❯ 肺常不足当娇养

小孩子生病，最让家长烦恼的是感冒、发烧、咳嗽、支气管炎、肺炎、哮喘等，这些都是肺脏疾病的表现。中医认为小孩子"肺为娇脏，肺常不足"。人的五脏中，只有肺跟外界直接联系。在生理结构上，五脏之中，心、肝、脾、肾这 4 个脏器都在下面，唯独肺像个伞一样，在上面将它们遮挡着。风、寒、暑、湿、燥、火进犯人体，首先影响到肺。再加上孩子身体相对虚弱，所以最容易患呼吸系统疾病。

❯ 脾常不足莫贪凉

明代医书《幼科发挥》中说"小儿脾常不足，节饮食，慎医药，使脾胃无伤，则根本固矣"，并得出结论"调理脾胃者，医中之王道"。所以，家长一定要注意养护孩子的脾胃。贪吃是孩子的本性，但孩子的脾胃功能还不完善，若吃太多肥甘厚腻的食物，就容易积食，伤到孩子的脾胃。脾胃受伤，孩子就会"生内热"，会表现出吃饭不香、便秘、口臭等现象，晚上睡觉还会烦躁不安、哭闹。这时若受凉（外感风寒），就很容易感冒、发烧、咳嗽。

174

捏捏小手，补好孩子的脾和肺

中医认为，孩子很多与肺有关的问题，都是吃东西引起的。孩子脏腑娇嫩，脾胃吸收、消化食物的功能没有完全形成。脾是"母亲"，肺是"孩子"，如果"母亲"出了问题，"孩子"也一定会有不足。所以，脾胃受伤，肺也会随之受到伤害；肺受伤，也会影响脾胃。

所以，父母不要等到孩子发烧了、咳嗽了，再想办法；平时给孩子做做推拿调理就可以防病。

❥ 补脾经，可健脾益胃、帮助消化

补脾经可以健脾益胃，增强孩子消化功能，主治消化不良、泄泻、呕吐等。

精准定位： 拇指桡侧缘指尖到指根成一直线。

推拿方法： 用拇指螺纹面从孩子拇指尖向指根方向直推 100 ～ 300 次。

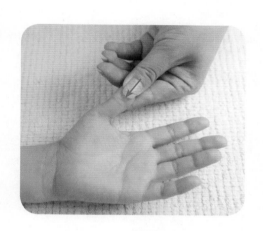

❥ 清肺经，可宣肺清热

清肺经有宣肺清热、疏风解表、化痰止咳的功效，主治孩子感冒、发热、胸闷、咳嗽、气喘、痰鸣、便秘等。

精准定位： 无名指掌面指尖到指根成一直线。

推拿方法： 用拇指螺纹面从孩子无名指根向指尖方向直推肺经 100 ～ 300 次，叫作清肺经。

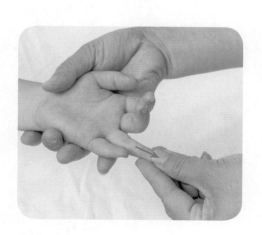

桂圆莲子汤 补肺气 | 止咳喘

材料 桂圆30克，薏米40克，莲子、百合各20克，红枣5个。

调料 冰糖适量。

做法

1 将薏米洗净，放入清水中浸泡3小时；其他材料洗净待用。

2 电饭煲中放入薏米、莲子、红枣、百合，然后加入适量清水，大火煮沸，转小火慢煮1小时，再加入桂圆煮15分钟，加入冰糖调味即可。

功效 益心脾、补气血、止咳喘。

桂圆性温味甘，可益心脾、补气血，具有良好的滋养补益作用。再配以清心的莲子，更让这款汤具有润肺止咳、养心安神的效果。孩子常喝这道汤，可以补肺，预防感冒、咳喘。

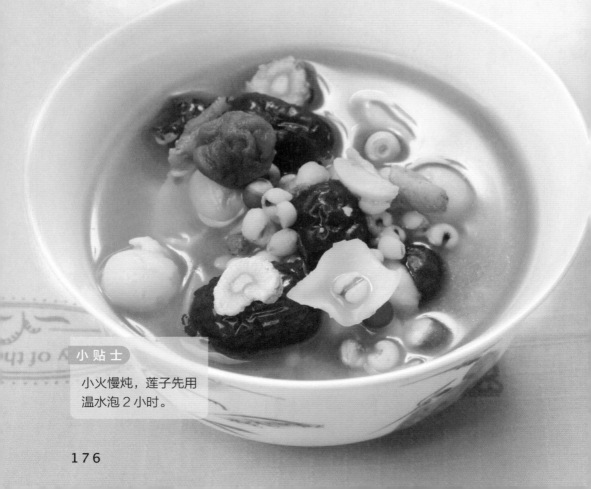

小贴士

小火慢炖，莲子先用温水泡2小时。

第十一章

除肺病保平安：常见肺病对症调理

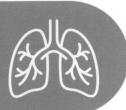

调理肺脏，预防呼吸道疾病

天气寒冷、气候干燥，昼夜和室内外温差大，容易诱发呼吸道疾病。很多人感到不适，出现鼻塞、流涕、咽喉干痒、呼吸短促等。呼吸道疾病一般与肺的联系较为密切，所以防止呼吸道疾病，要从养肺开始。

洁肤养肺

皮毛为肺的屏障，季节干燥最容易伤皮毛，从而伤肺。经常洗澡可促进血液循环，使肺与皮毛气血流畅，起到润肤、润肺的作用。一般秋冬季沐浴的水温最好在 35℃左右，洗浴时不要过分揉搓，以浸浴为主。

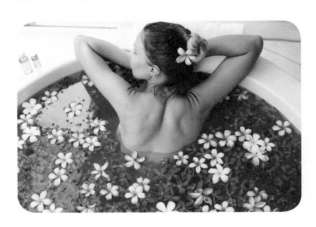

摩鼻洗鼻护肺

肺开窍于鼻，鼻子是肺的门户。很多人的鼻腔对冷空气过敏，秋冬季节会鼻塞、流涕。经常按摩鼻部、用冷水洗鼻是很有益处的。将两手拇指互相摩擦，有热感后，用拇指外侧沿鼻梁、鼻翼两侧上下按摩 40 次，再按摩鼻翼两侧的迎香穴 15 次（该穴位于鼻翼与鼻唇沟交界处）。用冷水洗鼻，能够洗除鼻孔内的污垢，使呼吸通畅，能够预防伤风感冒。

食疗补肺

进入秋冬季节后，三餐的食物宜以养阴生津、防燥润肺为主，多食梨、银耳、木耳、核桃、鲜藕、香蕉、萝卜、豆腐、绿豆、牛奶等。饮食宜清淡，少吃生冷、辛辣刺激、肥甘厚腻之物。

通便宣肺

中医认为肺与大肠相表里，如果大肠传导功能正常则肺气宣降；若大肠功能失常，大便秘结，则肺气闭塞，气逆不降，会导致咳嗽、气喘等症加重，所以防止便秘、保持肺气宣通十分重要。防止便秘可以多吃新鲜蔬果、蜂蜜等富含纤维素、润肠通便的食物。

运动益肺

体育锻炼是强健肺脏的最佳方法。一个人的机体强健，就能很好地适应气候及环境的变化。只要坚持锻炼，增强体质，"燥邪"就无法侵袭人体。秋冬季节锻炼，讲究坚持和适度。运动要因人而异来选择，如老年人可散步、慢跑、练五禽戏、打太极拳、做健身操等，锻炼的项目不要太多，运动量不宜过大，以微微出汗为度。

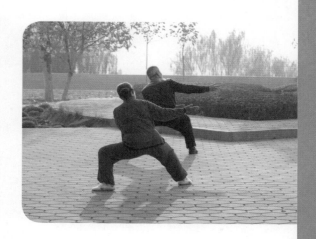

耐寒锻炼护肺

经常用冷水洗脸、浴鼻，身体强壮的人还可以用冷水擦身、洗脚甚至淋浴。实践表明，适当的冷水锻炼对预防感冒、气管炎、肺炎等呼吸道疾病有效果。

宁神可畅肺

当一个人长期处于恶劣的情绪下，就会导致神经内分泌功能紊乱，器官功能活动失调，并使机体免疫能力降低，从而导致各种疾病的发生。秋冬季节因为气候干燥容易使人心烦意乱、情绪不宁，因此更要注意早睡早起，保持安逸平静。这样能够收敛神气，有效抵制燥邪侵袭。

支气管炎 | 宣通肺气病根除

支气管炎主要因肺气闭塞、肃降功能失常所致

支气管炎是一种常见的多发性疾病，当身体受到温度变化（受了风寒或风热之后），因肺气闭塞、肃降功能失常所致。在受到饮食或是粉尘刺激时，也会频频引发咳喘。医学临床上根据患者病程的长短，而将其分为急性支气管炎和慢性支气管炎。

支气管炎的典型症状

咽痛、鼻塞、低热、咳嗽、背部肌痛，呼吸困难、喘鸣、阵发性咳嗽和黏痰。

老人、婴幼儿最容易被支气管炎盯上

支气管炎是一种很喜欢钻空子的疾病。婴幼儿和老年人身体较弱，对疾病的抵抗能力较低，呼吸道的生理防御能力也较低，对外界气温和各种粉尘等刺激的适应能力较差，一旦受了刺激很容易诱发支气管炎。

这些食物能缓解支气管炎

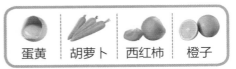

| 蛋黄 | 胡萝卜 | 西红柿 | 橙子 |

这些食物富含维生素 A 和维生素 C，对维持呼吸道上皮组织的正常功能、减轻咳嗽症状有一定的作用。

揉压肺俞穴，调理支气管炎

用手指的指腹揉压肺俞穴 5～10 分钟，可清热理气、解表宣肺，适用于调理支气管炎、肺炎等。

杨力推荐小处方

陈皮海藻饮

用 20 克陈皮、15 克海藻水煎两次混合，每剂分 4 次服用，3 小时服一次，可以清热化痰，调理支气管炎。

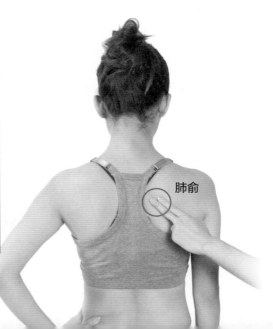

肺俞

特效中成药：百合固金丸

百合固金丸可以养阴润肺、化痰止咳，用于治疗肺结核、慢性支气管炎等。

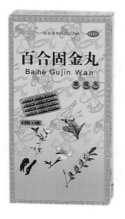

支气管炎患者一日康复餐举例

早餐	四仁蛋羹（白果仁、甜杏仁、核桃仁、花生仁共20克、鸡蛋1个），清爽小菜
午餐	米饭（大米100克），柚子鸡（柚子1个、鸡1只），胡萝卜炒莴笋（莴笋350克、胡萝卜100克）
加餐	橙子（1个）
晚餐	冬瓜鸭肉汤（冬瓜400克，老鸭半只），烧饼（1个）

特效益肺食谱

冬瓜鸭肉汤 畅通呼吸道

材料 冬瓜400克，老鸭半只，高汤、盐、姜片、葱段、味精、香菜段、枸杞各适量。

做法

1 鸭肉洗净，切块，用沸水焯烫后捞出；冬瓜去皮，洗净，切成片。

2 锅置火上，烧热，放入鸭块干炒至鸭油渗出后，捞出。

3 汤锅置火上，倒入足量高汤，放入鸭块、冬瓜片、姜片、葱段，大火煮沸后，转小火煲1个小时，放入枸杞、盐、味精调味，撒上香菜段即可。

功效 清热润肺，化痰止咳。

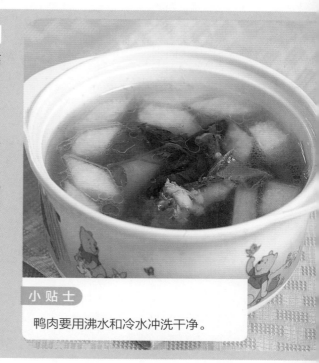

小贴士

鸭肉要用沸水和冷水冲洗干净。

181

肺炎 | 润肺化痰，改善肺的通气量

肺炎主要由肺炎球菌所致

在引起肺炎的众多病菌当中，由肺炎球菌引起的肺炎居于首位。肺炎球菌寄居在正常人的鼻咽部，一般不会发病，当人体免疫力下降，如劳累、受寒、病毒感染，患感冒、慢性支气管炎、慢性心脏病、醉酒，或长期吸烟时，肺炎球菌即可乘机侵入人体引起肺炎。

肺炎的典型症状有哪些

寒战、高热、脓性痰、铁锈痰、胸痛等。

免疫力低下者、老人、婴幼儿最容易被肺炎盯上

老年人、免疫功能低下者和婴幼儿抗病能力比较低，呼吸器官能力、咳嗽反射比较弱，呼吸道黏液、纤毛清除的功能也偏低，这就使下呼吸道清除病原微生物的功能削弱。尤其是老人会有不同程度的会厌功能下降，这就为病原微生物由上呼吸道入侵下呼吸道打开方便之门。而婴幼儿容易在冬、春季节患细菌性或病毒性肺炎。

这些食物能缓解肺炎

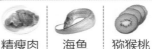

| 精瘦肉 | 海鱼 | 猕猴桃 | 苹果 |

要多吃些富含优质蛋白和维生素 C 的食物，以提高人体的免疫力，免受外来病原的侵袭。

揉压太渊穴，调理肺炎

每天用拇指按摩太渊穴 100 次，每次以感觉酸胀为佳，可加强肺的呼吸功能，改善肺的通气量，能够缓解肺炎。

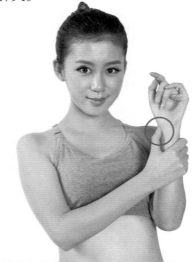

杨力推荐小处方

核桃杏仁糖水

取 10 克南杏仁、30 克核桃肉捣烂，加姜汁和适量蜂蜜一起炖。有助于润肺清肺、温中化痰。

特效中成药：养阴清肺膏

养阴清肺膏有养阴清肺、清肺利咽、凉血解毒的功效，用于阴虚肺燥，咽喉干痛，慢性肺炎，干咳少痰，肺阴不足和热毒偏盛的白喉。

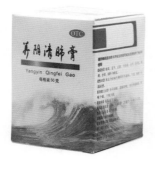

支气管炎患者一日康复餐举例

早餐	蜂蜜蛋花羹（鸡蛋30克），牛奶（150毫升），凉拌小菜
加餐	橙子（50克）
午餐	米饭（50克），瘦肉白菜汤（瘦肉100克、白菜100克），莲合炖肉（猪肉50克、百合5克、莲子5克）
加餐	梨藕汁（梨50克、莲藕80克）
晚餐	鸭肉山药粥（鸭肉50克、山药10克、粳米30克），荞麦汤面（荞麦面20克），蒸豆腐（豆腐30克）

特效益肺食谱

瘦肉白菜汤　清肺化痰

食材　猪瘦肉、大白菜心各100克。

调料　盐、鸡精、姜、蒜各适量。

做法

1 白菜洗净、切丝，放入沸水中焯一下，滤干水分待用；猪瘦肉洗净切丝。

2 油烧五成熟，放蒜，炒至金黄色，再加瘦肉与姜片合炒，加适量盐和清水煮熟，再加白菜心煮沸，放入鸡精调味即可。

功效　清热解毒、化痰止咳、除烦通便，适用于急慢性肺炎。

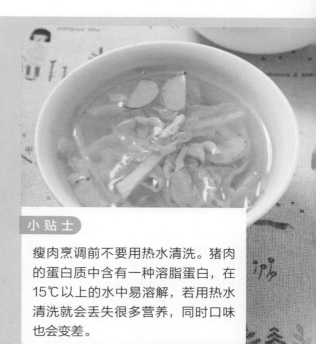

小贴士

瘦肉烹调前不要用热水清洗。猪肉的蛋白质中含有一种溶脂蛋白，在15℃以上的水中易溶解，若用热水清洗就会丢失很多营养，同时口味也会变差。

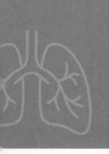

咽喉炎 | 清咽利喉

咽喉炎主要因细菌入侵所致

咽喉炎，是由细菌引起的一种疾病，可分为急性咽喉炎和慢性咽喉炎两种。急性咽喉炎是指咽黏膜，并波及黏膜下及淋巴组织的急性炎症，常继发于急性鼻炎或急性扁桃体炎之后或为上呼吸道感染的一部分；慢性咽喉炎是由于急性咽喉炎治疗不彻底导致反复发作，转为慢性，或是因为患各种鼻病，鼻窍阻塞，长期张口呼吸，以及物理、化学因素，颈部放射治疗等经常刺激咽喉部所致。

咽喉炎的典型症状

咽喉干燥及灼热感，发烧怕冷，头痛，食欲不振，四肢酸痛，喉部淋巴滤泡增生等。

儿童、吸烟饮酒者及用嗓过度者最容易被咽喉炎盯上

免疫力比较低的儿童、吸烟者、过量饮酒者和教师、演员等用嗓过度者是最易患咽喉炎的人群。同时，环境过于干燥、不清洁，因天气变化而受凉、过度疲劳等导致全身及局部抵抗力下降，病原微生物乘虚而入也极易引发咽喉炎。

这些食物能缓解咽喉炎

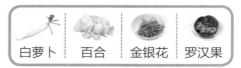

| 白萝卜 | 百合 | 金银花 | 罗汉果 |

咽喉炎忌吃干燥、辛辣、煎、炸等刺激性食物，宜吃含水分多、易吸收、滋润喉咙的水果、蔬菜，还可用具有清热下火功效的材料泡水饮用。

艾灸天突穴，调理咽喉炎

患者仰卧，选择新鲜的老姜，切成0.3厘米薄片，在其上扎小孔，放在天突穴上。点燃艾炷，小心放在姜片上施灸5~7分钟，以局部有温热感而不灼痛为宜。艾灸此穴可缓解咳嗽、咽喉肿痛。

杨力推荐小处方

蜂蜜茶

将茶叶10克用小纱布袋装好，置于杯中，用沸水泡茶，凉后加5克蜂蜜搅匀，即可。可清咽利喉。

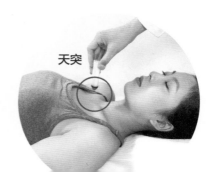

天突

特效中成药：清咽丸

清咽丸可清热利咽、生津止渴，用于肺胃热盛所致的咽喉肿痛、声音嘶哑、口舌干燥、咽下不利。

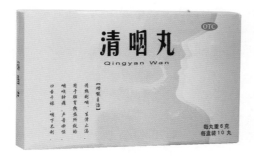

咽喉炎患者一日康复餐举例

早餐	荸荠杏仁银耳煲、馒头（50 克）
加餐	柚子（50 克）
午餐	米饭（50 克），荸荠海蜇汤（荸荠 30 克、海蜇 60 克），蒜薹炒肉（猪肉 50 克、蒜薹 20 克）
加餐	罗汉果猪肺汤（罗汉果 1 个，杏仁 10 克，猪肺 250 克）
晚餐	丝瓜甘蔗汁粥（生丝瓜汁、甘蔗汁各 100 毫升，粳米 50 克），清炒白萝卜丝（白萝卜 50 克）

特效益肺食谱

荸荠杏仁银耳煲 [清咽利喉]

材料 杏仁 10 克，银耳 1 朵，荸荠 300 克，枸杞子 10 克。

调料 冰糖适量。

做法

1 将银耳用温水泡透，去掉蒂，洗净，再用沸水泡发后余烫，放锅中煮熟，关火凉凉备用。

2 将杏仁去皮，放在沸水锅里中火煮 15 分钟，捞起冲净，放碗中清水浸泡半小时，沥干；荸荠洗净，切薄块。

3 将荸荠、杏仁放在砂锅中，加水，中火煲 1 小时，倒进枸杞子、银耳，再煲 10 分钟，加冰糖煮化即可。

功效 调治感冒咳嗽、急性咽喉炎等病症。

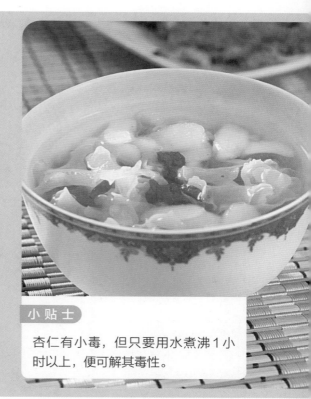

小贴士

杏仁有小毒，但只要用水煮沸 1 小时以上，便可解其毒性。

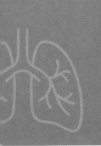

过敏性鼻炎 | 宣肺，通鼻窍

过敏性鼻炎主要因特异性抗原、过敏体质所致

过敏性鼻炎即变应性鼻炎，天气忽冷忽热、干燥，如遇上花粉、动物毛发等过敏原，或感染病毒、细菌等，鼻腔就很容易受到这些外来刺激物的刺激而引起鼻腔黏膜的炎症急性发作，若治疗不彻底导致反复发作，就有可能形成慢性鼻炎。

过敏性鼻炎的典型症状

阵发性喷嚏、清水样鼻涕、鼻塞、喉部不适、鼻痒，伴有嗅觉减退。

免疫力低下者、过敏体质的幼儿、年轻人最容易被过敏性鼻炎盯上

处于免疫力低下阶段的幼儿面对外界气候变化的适应能力和抵抗力比较低，若接触尘土、螨虫、真菌、动物毛发、花粉等过敏原，易罹患过敏性鼻炎；时下的年轻人由于长时间接触电脑辐射导致血液循环下降，运动量较少，身体免疫力下降，极易引起过敏性鼻炎发作。

这些食物能缓解过敏性鼻炎

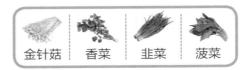

| 金针菇 | 香菜 | 韭菜 | 菠菜 |

上述富含维生素 C 及维生素 A 的食物对鼻炎的缓解很有帮助。

揉压迎香穴，调理过敏性鼻炎

用两只手的食指同时按压两侧的迎香穴，沿着顺时针或者逆时针的方向分别按压，直到局部产生酸胀感为止。这样可以促使鼻黏膜代谢，保持鼻腔湿润，预防感冒。

杨力推荐小处方

辛夷花煮鸡蛋
辛夷花 10 个，红枣 4 个，熟鸡蛋 2 只（去壳），先用水煮红枣、鸡蛋约 30 分钟，后下辛夷花，再煲 10～15 分钟，喝茶吃鸡蛋。

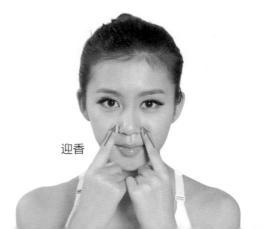

迎香

特效中成药：通窍鼻炎片

通窍鼻炎片可散风固表、宣肺通窍，用于风热蕴肺、表虚不固所致的鼻塞时轻时重、鼻流清涕或浊涕、前额头痛；慢性鼻炎、过敏性鼻炎，鼻窦炎见上述证候者。

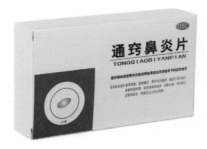

特效益肺食谱

山药红枣羹 健脾强身

材料 红枣 50 克，山药 150 克。

调料 白糖、水淀粉各少许。

做法

1 山药去皮，洗净，切小丁；红枣洗净，去枣核切碎。

2 锅置火上，倒入适量清水煮沸，放入山药丁大火烧开，转小火煮至五成熟，下入红枣煮至熟软，加白糖调味，用水淀粉勾薄芡即可。

功效 红枣具有抗过敏的作用，有预防过敏性鼻炎等疾病的作用。

小贴士

可选用蜂蜜调味，抗过敏效果更佳。

过敏性鼻炎患者一日康复餐举例

早餐	山药红枣羹（红枣 50 克，山药 150 克），紫薯（50 克）
加餐	橙子（50 克）
午餐	米饭（50 克），萝卜丝瓜藤汤（白萝卜片 25 克，丝瓜藤 6 克），茭白炒肉丝（猪肉 50 克、茭白 20 克）
加餐	杂粮豆浆（胡萝卜、黄豆、大米各 25 克）
晚餐	胡萝卜丝饼（1 个鸡蛋，50 克面粉，胡萝卜丝 20 克），西芹炒百合（西芹 30 克、百合 20 克）

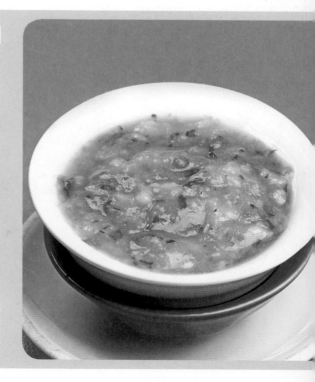

杨力直播间 **新冠病毒感染转阴后，肺受伤如何调养？**

问 新冠病毒感染转阴后，一直咳嗽，该怎么调理？

答 　　新冠病毒感染转阴之后仍然有咳嗽症状，这是病毒造成肺气不降、肺气上逆引起的，调理应该以降气止咳为主，可以服用通宣理肺丸、木香顺气丸，有肝火者加龙胆泻肝丸，寒痰咳喘者加桂龙咳喘宁，请严格遵照药品说明书服用。

　　在药物调理的同时，也可以采用食疗的方式。干咳无痰者，可以吃银耳冰糖炖雪梨，滋阴润燥；咳白痰者，可以喝红糖陈皮汤，祛寒暖肺、止咳化痰；咳黄痰者，可以吃川贝冰糖炖雪梨，清肺化痰。

问 新冠病毒感染转阴后，浑身仍然酸软无力，怎么办？

答 　　新冠病毒感染转阴后，不少人会出现浑身乏力，这通常是由于吃退烧药后，导致出汗多，气阴两亏，从而出现疲倦无力。这种情况下需要补益气血、增强体力，可以选择中成药补中益气丸来调理，请严格遵照药品说明书服用。

　　此外，还可以每天按摩肚子上的气海穴，每天用食指按揉 3~5 分钟，有培补元气、强壮身体的作用。

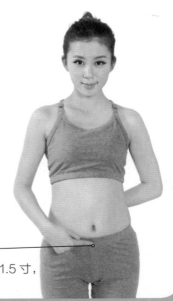

气海穴
在下腹部，脐中下 1.5 寸，
前正中线上

问 新冠病毒感染转阴后，嗅觉味觉下降明显，还能恢复正常吗？

答 　　新冠病毒感染转阴后，嗅觉味觉下降，说明肺气受到损伤，中医认为"鼻为肺之窍"，肺气受损，嗅觉就会变差。不过完全不必忧虑，大多数嗅觉味觉下降，会在新冠病毒感染后 1 个月内恢复。

　　平时可以进行嗅觉训练，包括每天闻柠檬、玫瑰、丁香等，每天两次，每次 30 秒。如持续 3~4 周仍没有恢复，建议到口腔科、耳鼻喉科门诊就诊评估。

问 新冠病毒感染转阴后，晚上常常睡不着觉，是怎么回事？

答 　　新冠病毒感染转阴后的失眠，通常有两种：心火过旺和阳气不足。

表现		**对策**
失眠、心烦，舌面上有明显的红点，尤其是舌尖部位居多。	心火过旺	可将整个莲子剖开，取其中的莲心煮水喝，每次使用 3 枚，专清心火。
表现		**对策**
入睡困难，白天提不起精神，常常疲倦。	阳气不足	可以食用板栗枸杞乌鸡汤来调理。

配方
板栗 50 克、枸杞 10 克、乌鸡肉 500 克。

　　另外，睡前可用四五十度的热水泡脚，有助于缓解失眠症状。

问 新冠病毒感染转阴后，喉咙疼痛怎么办？

答 　　1. 咽喉肿痛者吃银翘解毒丸，使用时遵照说明书即可。

　　2. 咽喉干痛者是津液亏虚所致，吃麦味地黄丸，使用时遵照说明书即可。

问 新冠病毒感染转阴后，说话声音嘶哑，是什么原因？

答 这是由于感染后咽喉津液亏少，血液循环又不好，影响了声带震动，从而声音嘶哑。出现声音嘶哑症状，可以吃中成药清音丸，有清肺利咽的作用，使用时请严格遵照药品说明书。

食疗方式可以选择罗汉果煲猪肺，效果也很理想。另外，还可以按揉一下天突穴，用食指指腹慢慢按压该穴1~2分钟，按摩时手法要轻柔，可调理由于咳嗽、咽炎等呼吸系统疾病引起的声音嘶哑。

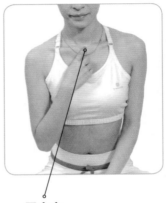

天突穴
在颈前区，胸骨上窝中央，前正中线上

问 新冠病毒感染转阴后，稍微活动一下就气喘，怎么办？

答 新冠病毒感染转阴之后，稍微活动一下就气喘吁吁，其原因是损伤的肺气还没有恢复。给大家推荐一款补肺气效果很好的食物——西洋参黄芪炖鸡。

材料： 乌鸡肉200克，黄芪、西洋参各10克，生姜5克。
调料： 食盐5克。
做法： 将乌鸡肉切小块，用沸水焯后，加入汤锅里面大火烧开，将其他材料清洗干净后一同放入汤锅，转小火煲2小时后，吃肉喝汤。

问 新冠病毒感染转阴后，出现全身肌肉疼痛，该怎样缓解？

答 新冠病毒感染转阴后肌肉疼痛，这说明病毒影响了脾气通畅，从而湿阻，导致肌肉疼痛，通则不痛，可以吃逍遥丸或者香砂六君丸来调理症状，使用时请严格遵照药品说明书。

问 新冠病毒感染转阴后，汗出不止怎么办？

答 　　新冠病毒感染转阴之后汗出不止，是因为吃发散药过多，导致气虚不固引起的。肺气有固摄作用，能够控制津液，使它们待在身体中发挥滋养作用。在肺气不足的情形下，会导致固摄力量不足，汗液自然容易流出。新冠病毒感染后大量出汗，可以吃维生素 C、黄芪生脉饮来调理，请严格遵照药品说明书使用。

问 新冠病毒感染转阴后，一直低热怎么办？

答 　　新冠病毒感染转阴之后，一直低热的主要原因有两个方面：
　　1. 汗没有出透；
　　2. 吃发汗药过多，出汗多了伤阴，伴随口干喉咙干，或者失眠，这是阴虚发热，应该滋阴，吃知柏地黄丸或者麦味地黄丸，使用时严格遵照药品说明书。

问 新冠病毒感染转阴后，出现带状疱疹怎么办？

答 　　新冠病毒感染转阴后，出现带状疱疹，主要是湿热毒壅积导致的。调理一般采取清热解毒、消肿利湿的药物，例如五味消毒饮，是清热解毒很好的方，它的成分有金银花、蒲公英、紫花地丁等，都属于很好的清热解毒药物，用于治疗带状疱疹效果比较明显。
　　另外，中医还有独特的外治法，例如采用 TDP 治疗仪照射带状疱疹局部，可以促进局部温通经脉，促进血液循环，促进疾病的痊愈。

问 新冠病毒感染转阴后，怕二次感染怎么办？

答 　　中医有句话叫"正气内存，邪不可干"，应该补阴补气补肾，增加抵抗力，可以在专业医师的辨证指导下吃补中益气丸、玉屏风颗粒等，使自己的免疫力得到增强，同时不可再受寒或者上火。

悦然·好书推荐
帮您打造健康生活

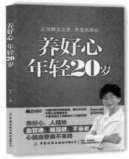

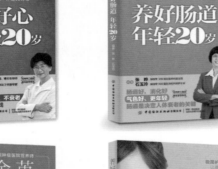

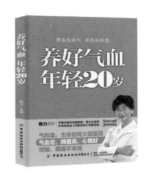

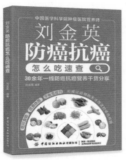

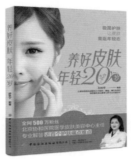

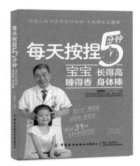

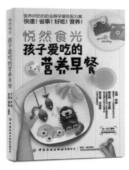

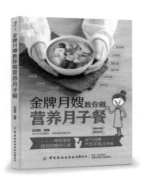

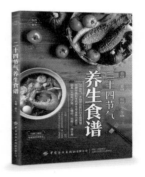

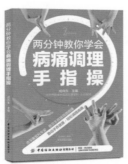

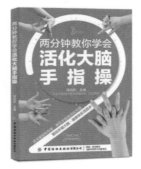

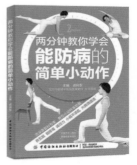